JN076695

医師にも薬にも頼らない!

尿もれ・頻尿を自分で改善!

PFILATES

「骨盤バウンド体操」

1日5分

武田淳也
Junya Takeda

PHP

はじめに

超高齢社会の現代日本において、「健康寿命」、すなわち「日常生活が健康上の問題に制限されずに送れる期間」をできるだけ延ばすことは、大きな課題のひとつと言えます。

特に近年、メディアでは肥満や生活習慣病の問題などが大きく取り上げられていますが、その背後で静かに、それでいてかなり多くの女性が悩んでいらっしゃるのが、「尿トラブル」です。排尿は日々の生活で欠かせない行為であるだけに、問題や障害を抱えていると、ＱＯＬ（生活の質：Quality of Life）の著しい低下要因となってしまいます。

尿トラブルの主な原因が、「骨盤底筋」の衰え（ゆるみ）であることは、従来、指摘されてきたことです。したがって、その強化のためのエクササイズなども、かなりの数のものが紹介されています。それなのに、尿トラブルを抱える人が増え続けているとすれば、いったいそれはどういうことなのでしょうか？

この現状を打開するために開発されたのが、「ピフィラティス（PFILATES）」です。私自身もその開発に関わり、日本のみならずアジア圏全域への普及を自身の使命として取り組んでいます。

本書では、骨盤底筋を鍛えるためのピフィラティスの中から、特に尿トラブルの予防・改善に効果が期待できるエクササイズを、「骨盤バウンド体操」として紹介します。骨盤底筋を「意識できる」ことが求められていた従来の骨盤体操とは一線を画す、たとえ「意識できなくても大丈夫」な画期的方法だと、私は確信しています。

骨盤バウンド体操で尿トラブルを解消し、一人でも多くの女性が、毎日をいきいきと元気に過ごしていただけるようになることを、切に願っています。

医療法人明和会 整形外科 スポーツ・栄養クリニック 理事長　武田淳也

医師にも薬にも頼らない！

尿もれ・頻尿を自分で改善！ 1日5分「骨盤バウンド体操」 目次

PART 1 知っておきましょう 女性の尿トラブル

PART 2 尿もれ・頻尿を予防・改善する「骨盤バウンド体操」

PART 3 骨盤底筋を元気にする 毎日の「ちょっとした習慣」

PART 4 尿トラブルの「受診」と「治療」

装幀・本文組版◎朝田春未
撮　影◎澤島 健・羽根 慶（七彩工房）
スタイリング◎岡本佳織・竹下清人（七彩工房）
ヘアメイク◎岸佳代子・山内喜美子（MIX）
モデル◎ＡＮＮＡ（GRAM MODEL MANAGEMENT）
本文イラスト◎渡邉美里
編集協力◎清塚あきこ

プロローグ

こんな症状は、ありませんか？

みなさんは、尿もれや頻尿《ひんにょう》など、なかなか人に言えない悩みやトラブルを抱えて、本書を手に取っていただいたことと思います。「年《とし》だから、少しくらいは仕方がない」とお思いの方もいらっしゃるかもしれませんが、尿トラブルは、老化現象としてあきらめるものではなく、毎日のセルフケアで予防や改善が望めるものです。

次ページのチェックリストで、まずはみなさんの現状を確認してみましょう。

いかがでしたか？　ひとつでも当てはまる項目があれば、すでに何らかの尿トラブルが始まっていると考えてよいでしょう。また、複数の項目に当てはまるようであれば、尿トラブルが深刻になりつつあると言えます。

尿トラブルを抱えていても、「そんなはずはない」と現実を直視できなかったり、「恥ずかしくて……」と家族にさえ打ち明けられなかったりという方も、多くいらっしゃいます。また、一人で悩みを抱え込み、市販の尿もれパッドなどでどうにかやり過ごしているという方も多いようです。しかし、尿トラブルは何もしないで自然に治ることはほとんどなく、放置すれば次第に悪化していくものです。

□くしゃみや咳《せき》をした拍子に尿がもれる。
□重いものを持ち上げたり、急に動いたりすると尿がもれる。
□歩いたり走ったりすると、動きに合わせてオナラが出る。
□急に我慢できないほどの尿意に襲われ、トイレまで間に合わないことがある。
□起床してから就寝までの間に8回以上排尿する。
□排尿後、2時間以内にまた尿意を感じる。
□就寝してから起床までの間に1回以上排尿する。
□尿が出にくいと感じることがある。
□残尿感がある。
□排尿時に痛みがある。または、尿をしている最中に途切れることがある。
□尿が白っぽく濁る。血が混じる。
□おねしょをする。

尿トラブルが悪化すると、大きく影響を受けるのが「QOL（生活の質：Quality of Life）」です。トイレのことが気になって電車に乗れなかったり、人と会うのが億劫《おっくう》になって引きこもりがちになったりするだけでなく、自尊心が傷つけられることから、鬱《うつ》のような症状になる方も少なくありません。尿トラブルの多くは命に関わるものではありませんが、日常生活に深刻な影を落とすものなのです。

尿トラブルの症状や程度は人それぞれですが、共通した原因として、排尿機能を担う筋肉群のひとつである「骨盤底筋」の衰え（ゆるみ）が挙げられます。女性の場合には特に、出産で骨盤底筋周辺を損傷しており、また、女性ホルモンの影響で、中高年以降になると尿トラブルを生じやすくなる傾向があります。

しかし、骨盤底筋はその名のとおり筋肉ですから、何歳になっても鍛えることができますし、簡単な運動療法であれば、医療機関にかからずとも自分のペースで行なうことができます。

本書では、この骨盤底筋を簡単に、そして確実に鍛えるための体操や生活習慣などを紹介します。個人差はありますが、3カ月もすれば、たしかな効果が表れてくるはずです。

PART 1

知っておきましょう女性の尿トラブル

多くの女性が人知れず抱えている尿トラブル

中高年女性の多くが尿もれに悩んでいます

尿もれや頻尿《ひんにょう》、夜尿症《やにょうしょう》といった尿トラブルは、なかなか人に話しにくいものですが、実はとても多くの女性が抱えている悩みです。たとえば1日に何度もトイレに行くといった「過活動膀胱《かかつどうぼうこう》」に悩まされている人は、全国で８００万人にも及ぶと言われており、日本排尿機能学会の調査によれば、60代以上の女性の４人に３人が「腹圧性尿失禁《ふくあつせいにょうしっきん》」を経験しています。腹圧性尿失禁とは、くしゃみや咳《せき》が出たときなどお腹に圧力がかかると尿がもれてしまうもので、尿もれの中でもっとも多く見られるものです。

尿トラブルは20代でも30代でも起こりうる症状ですが、年齢とともに増加することがわかっています。女性の尿トラブルが増えはじめるのは40代からで、過活動膀胱の発生率を年齢別で見ると、60代になると40代の約2倍、70代になると4倍近く、80代になると、およそ7倍にまで増加します。

腹圧性尿失禁の発生率

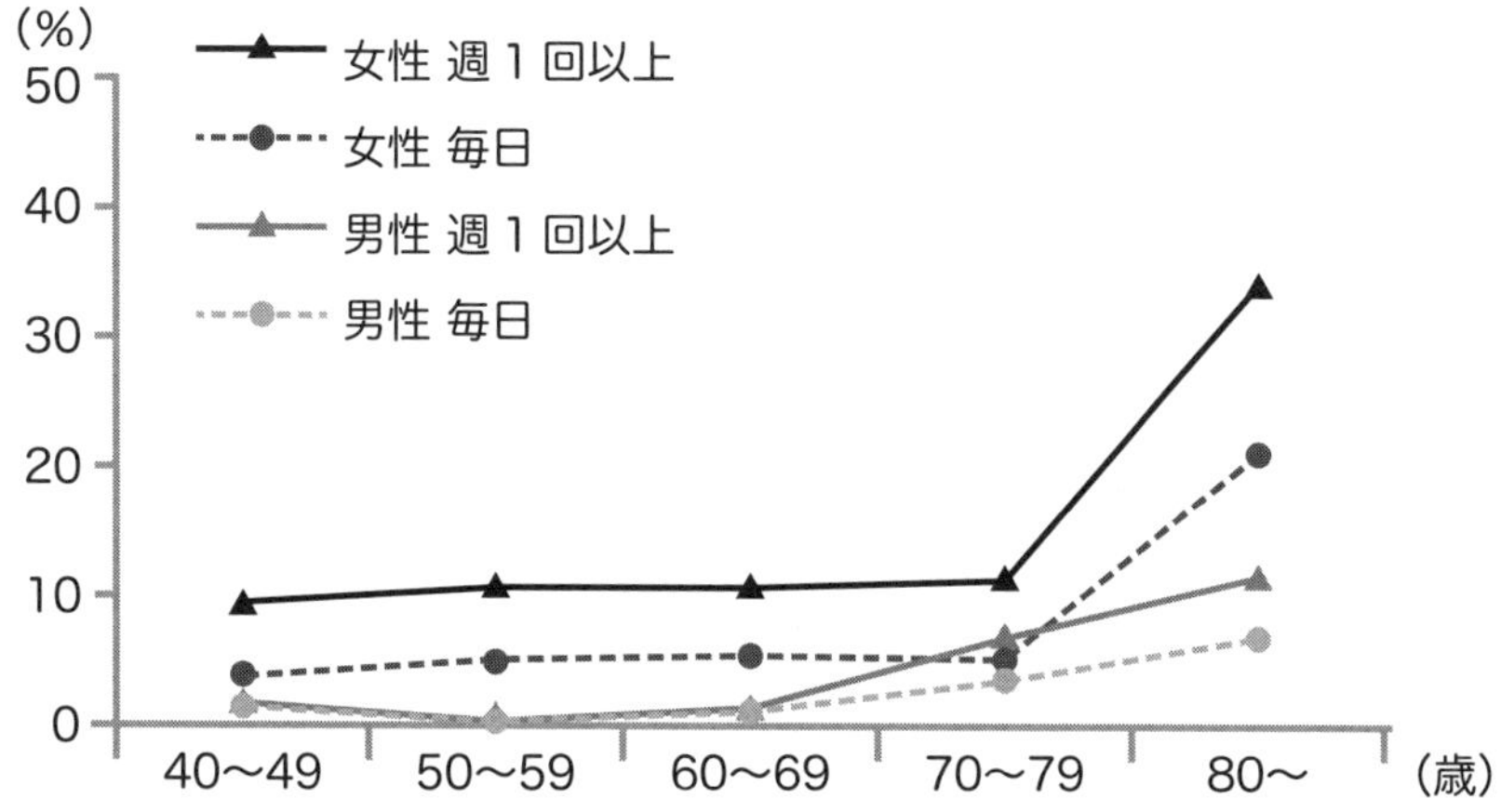

過活動膀胱の発生率

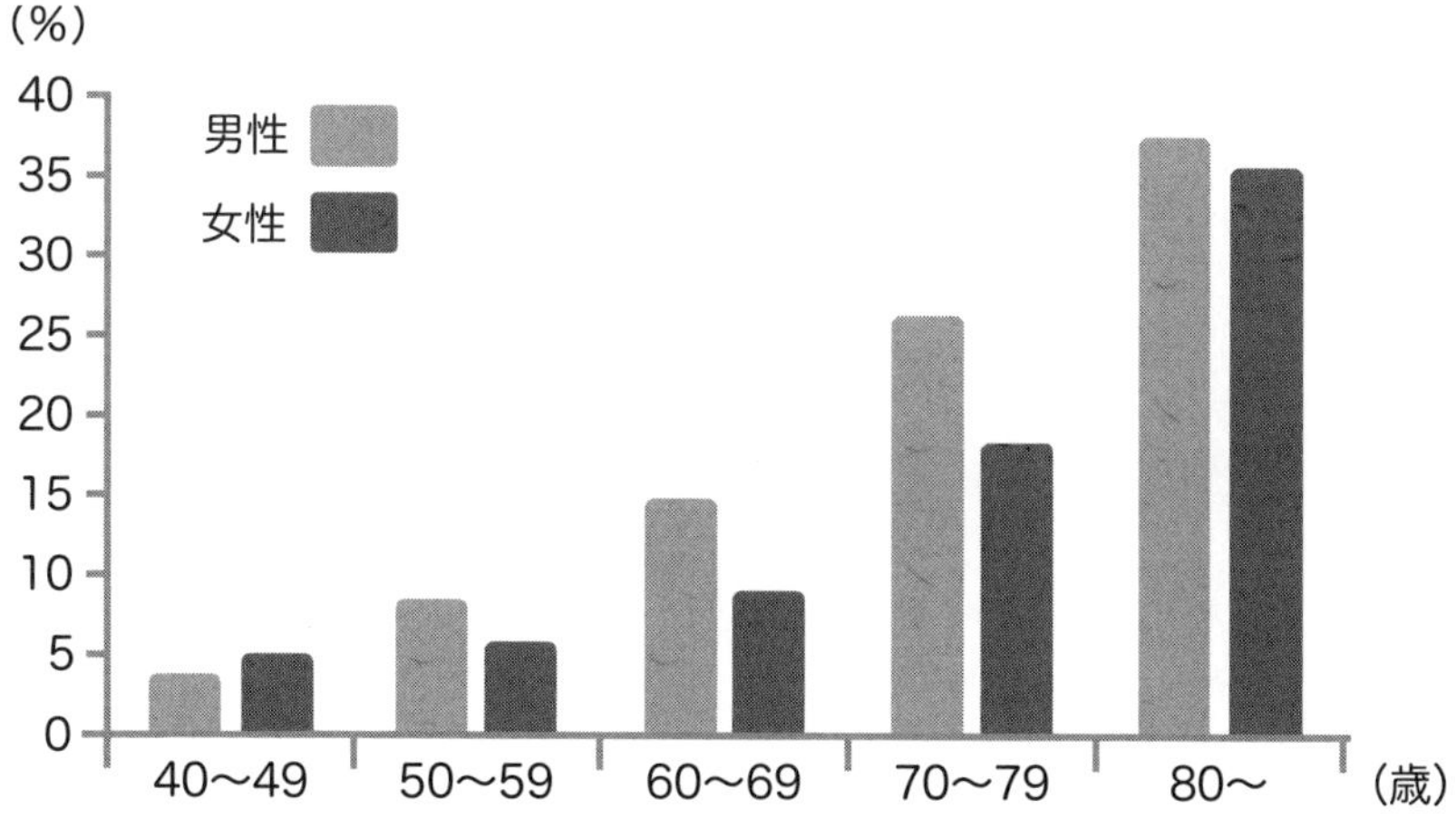

出典：本間之夫ほか『日本排尿機能学会誌』14巻2号（2003年）

主な原因は「骨盤底筋」の衰え

尿道を支えてコントロールしています

のちほど詳しく説明しますが、尿トラブルには、たくさんの症状があります（22ページ参照）。それぞれ仕組みが異なりますが、共通して挙げられる原因があります。それは「骨盤底筋」の衰え（ゆるみ）です。

骨盤底筋とは、恥骨尾骨筋《ちこつびこつきん》や腸骨尾骨筋《ちょうこつびこつきん》、尾骨筋《びこつきん》など複数の筋肉の集まりで、「骨盤底筋群」とも呼ばれます。骨盤の底にあり、恥骨と尾骨の間にハンモックのように広がって膀胱《ぼうこう》や子宮、尿道、直腸などの臓器が重力で下に落ちないように、やさしく支えています。

骨盤底筋には、もうひとつ大切な役割があります。それが、排尿機能の調整です。

腎臓でつくられた尿は、尿管を通って膀胱に溜められます。尿が一定量溜まると、膀胱の壁が伸展し、その刺激が脳に送られます。この刺激信号が、尿意です。

排尿と蓄尿の仕組み

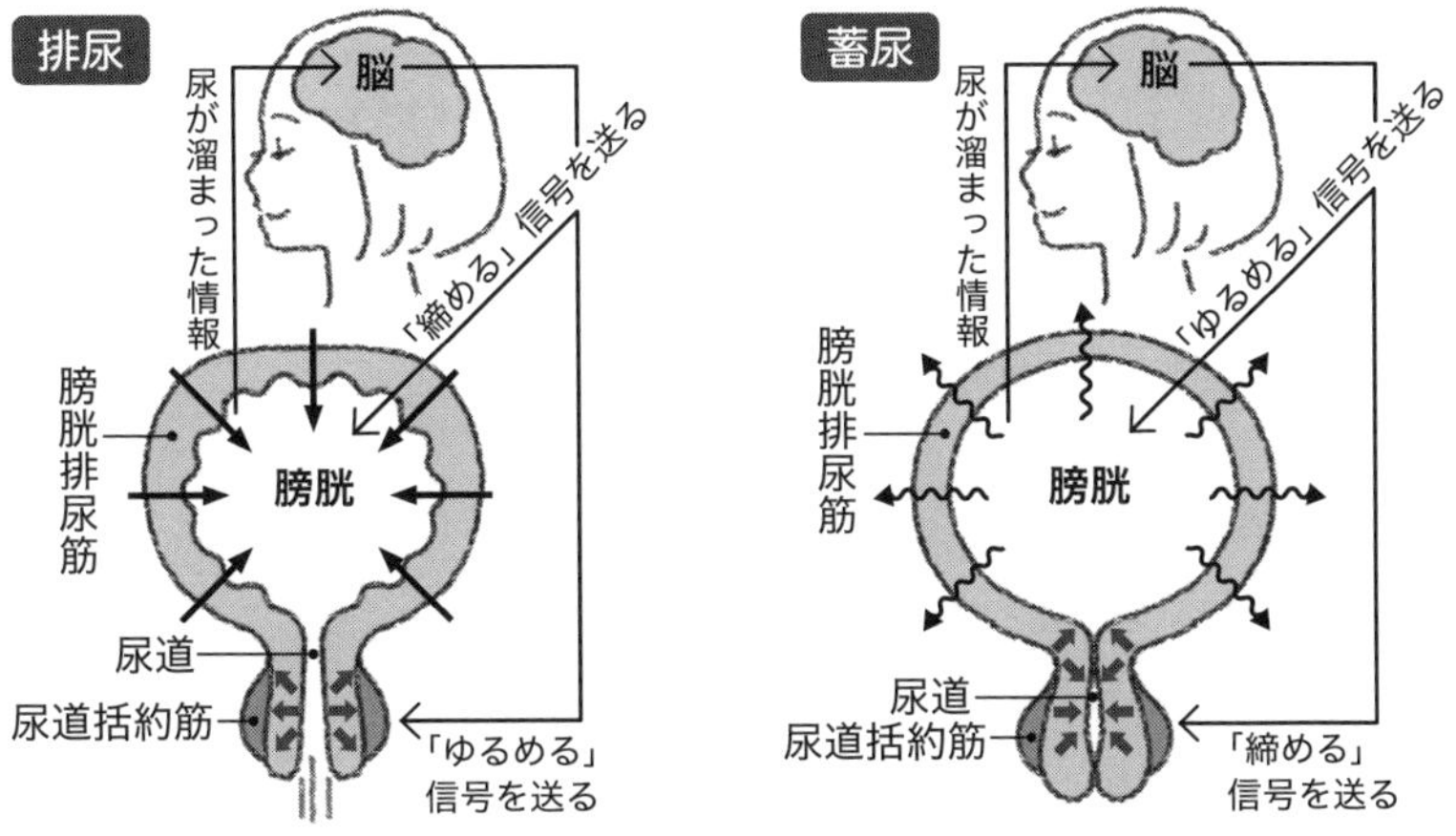
排尿
脳
尿が溜まった情報
「締める」信号を送る
膀胱排尿筋
膀胱
尿道
尿道括約筋
「ゆるめる」信号を送る
蓄尿
脳
尿が溜まった情報
「ゆるめる」信号を送る
膀胱排尿筋
膀胱
尿道
尿道括約筋
「締める」信号を送る

通常、尿意を感じても尿道を締めることで、しばらくは我慢ができます。また、排尿するときは尿道をゆるめ、尿を出します。

この運動は尿道の周りにある「内尿道括約《ないにょうどうかつやく》筋《きん》」と「外尿道括約筋《がいにょうどうかつやくきん》」によって行なわれています。この2つの筋肉のうち、外尿道括約筋は意識的に動かすことができるので、私たちはトイレに入るまで尿を我慢することができます。

このとき、外尿道括約筋とともに尿道を締めたりゆるめたりしているのが、骨盤底筋です。骨盤底筋が衰えると尿道をしっかり締めることができなくなり、結果として尿もれを起こしたり、尿道の位置がずれやすくなって、尿が少ししか溜まっていないのに尿意を感じたりするようになるのです。

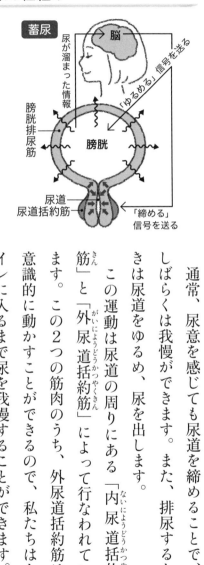

骨盤底筋が衰えるわけ

加齢と運動不足がいちばん大きな原因です

人間の体には600を超える筋肉がありますが、全身の筋肉量は30歳くらいをピークに減少しはじめると言われています。もちろん、「骨盤底筋」も筋肉ですから例外ではありません。筋肉は放っておくと衰えてしまうものであり、これは男女問わず、どんな人にも起こる現象です。

また、運動不足も骨盤底筋が衰える大きな原因のひとつです。

さらに、肥満や便秘も骨盤底筋に負担をかけることになります。肥満によって内臓脂肪が増加すると、膀胱などの臓器が圧迫され、骨盤底筋が常に伸びている状態になります。

便秘になると排便の際にいきみがちになりますが、このいきみが骨盤底に圧力をかけることになるため、骨盤底筋を傷つけることにもつながってしまいます。

出産やホルモンバランスなど女性特有の原因もあります

さらに、女性特有の原因もあります。

まずは、妊娠や出産です。妊娠すると子宮が大きく膨らみ、尿道や肛門が長期間にわたって圧迫され、骨盤底筋にも負担がかかります。さらに出産時には、産道を開くために骨盤底筋が引き伸ばされ、筋肉がゆるんでしまいます。産後、一時的に尿もれを経験する方が多いのは、このためです。

出産による一時的な尿もれは、半年もすれば改善しますが、このときに深刻なダメージを受けていたり、ケアが不充分だったりすると、産後何年も経ってから、尿もれなどに悩まされることになります。

もうひとつは、女性ホルモンのひとつ、「エストロゲン」の減少です。40代半ば頃から50代にかけて閉経を迎える前後のことを「更年期」と呼びますが、更年期とは、徐々にエストロゲンが減少する期間のことなのです。

エストロゲンには筋肉に弾力を持たせる役割がありますが、エストロゲンの分泌が減ることで、骨盤底筋をはじめ、全身の筋肉の弾力が失われやすくなるのです。

あなたの骨盤底筋をチェックしてみましょう

もう衰えはじめているかもしれません

「骨盤底筋」は体の奥にあるので、その動きを目視で確認するのは難しいものです。とはいえ、今は尿トラブルがそれほど深刻でなかったとしても、骨盤底筋の衰えは始まっているかもしれません。ここで、あなたの骨盤底筋の状況をチェックしてみましょう。

次ページに挙げた12項目のうち、４つ以上当てはまるものがあれば、要注意です。さらに７つ以上当てはまる場合には、すでに何らかの尿トラブルが生じているのではないでしょうか？

まずは、本書で紹介するエクササイズや生活習慣の改善に取り組んでみましょう。その上でなお、なかなか効果が表れなかったり、「困り感」が高まったりするようであれば、ためらわずに医療機関で受診することが大切です。

生活習慣

□座っていると自然にひざが開く。

□長時間座ったままの姿勢でいることが多い。

□重い荷物を持ち上げることが多い。

□「姿勢が悪い」と人に言われたことがある。

□腰痛がある。

□閉経を迎えた。

妊娠・出産

□妊娠・出産の経験がある。

□経膣分娩の経験がある。

□3人以上出産した。

□赤ちゃんの出生時体重が3500グラム以上だった。

□妊娠中や産後に尿もれがあった。

□第1子を出産したのが35歳以降である。

さまざまな尿トラブル——尿もれ・頻尿・夜尿症

症状も程度も「人それぞれ」です

尿トラブルは、「尿失禁」と「頻尿」、そして「夜尿症」に大きく分けることができます。それぞれについて、原因や症状などを説明しましょう。

尿失禁

いわゆる「尿もれ」です。自分の意思に反して尿が出てしまうことを指します。もれる量は人によりますが、「下着が少し濡れたかな?」と感じる程度であっても、尿失禁になります。女性によく見られる尿失禁は、「腹圧性尿失禁」と「切迫性尿失禁《せっぱくせいにょうしっきん》」です。

腹圧性尿失禁

女性の尿失禁の約半分を占めるのが、「腹圧性尿失禁」です。くしゃみや咳をしたとき、急に体を動かしたとき、重いものを持ち上げたときなど、お腹に圧力がかかったときに、尿がもれてしまいます。

腹圧性失禁の原因は、主に2つあります。

ひとつは、「骨盤底筋」が衰え（ゆるみ）、膀胱や尿道の位置が腹圧によってずれてしまうことです。これを「膀胱《ぼうこう》尿道《にょうどう》過《か》可《か》動《どう》」と言います。

もうひとつは、尿道を占める「尿道括約筋」の筋力低下で、こちらのタイプの場合、お腹にちょっと力が入っただけで尿道が開いてしまい、すぐに尿がもれてしまいます。こうした症状のことを「尿道括約筋《にょうどうかつやくきん》不全《ふぜん》」と言います。多くの場合、この2つの症状が重なって発症しています。

症状の改善には、骨盤底筋を鍛えることがとても有効であることがわかっており、重症化する前に骨盤底筋のトレーニングを行なうことで、7割程度の人に症状の改善が見られたという調査結果もあります。

切迫性尿失禁

膀胱に尿が溜まっていないにもかかわらず、我慢しきれないほどの尿意を感じ、トイレに間に合わずもらしてしまう症状です。高齢者に多く、主な原因は膀胱が勝手に収縮してしまう「過活動膀胱（26ページ）」です。

過活動膀胱の場合、医療機関では薬物療法が主として行なわれますが、軽症の場合は骨盤底筋を鍛えることで症状が軽減されることもあります。

また、女性の場合、「腹圧性尿失禁」と「切迫性尿失禁」を併発している人も多く、これを「混合性尿失禁」と言います。

溢流性尿失禁

溢流《いつりゅう》とは、ダラダラとあふれ出ることを言います。尿意を感じてトイレに行ったものの尿の出が悪く、ダラダラとあふれ出るような出方をするタイプが「溢流性尿失禁」です。女性よりも男性に多く見られ、症状の背後に「前立腺肥大症」などが隠れている場合があります。女性では「子宮後屈《しきゅうこうくつ》」や「骨盤臓器脱《こつばんぞうきだつ》」がある場合に、このタイプの尿失禁が見られることがあります。

溢流性尿失禁がある場合には、まず原因となる病気を確認することが大切ですので、医療機関で受診しましょう。

機能性尿失禁

膀胱や尿道など泌尿器の問題ではなく、それ以外の部位に障害があるために尿もれを起こします。たとえば、脳梗塞などの脳血管障害の後遺症や認知症などが当てはまります。「溢流性尿失禁」同様、もれ自体ではなく、その背景にあるかもしれない病気への配慮が大切です。

その他の尿失禁

脊椎《せきつい》のケガや病気などにより中枢神経がうまく働かなくなっている場合に、尿意を感じないまま尿をもらしてしまうのが、「反射性尿失禁」です。また、特殊なケースとして、膀胱に尿を溜められない「全尿失禁」や、尿道以外の場所に尿がもれる「尿道外尿失禁」などもあります。いずれも、医療機関での治療が不可欠です。

頻尿

いわゆる「トイレが近い」ことを言います。目安としては、起床してから就寝までの間に8回以上排尿する。または夜間（就寝中）、起床までに1回以上トイレのために目覚める場合を言います。ただし、これらの回数はあくまでも目安です。ご自身に不都合や「困り感」がなければ、それほど心配することではありません。

過活動膀胱

何らかの原因で膀胱が過敏になり、過剰に活動してしまう症状です。膀胱に尿がしっかり溜まっているわけでもないのに、突然我慢できないような尿意に襲われ、1日に何度もトイレに駆け込むことになります。

「過活動膀胱」の中には、尿もれを伴う「ウエットタイプ」と、尿もれがなく切迫感で頻回にトイレに行く「ドライタイプ」があります。

「過活動膀胱」に悩む人は多く、40代以上の男女の8人に1人が発症しているというデータもあります。また、女性に多く見られ、その多くは、骨盤底筋の衰え（ゆるみ）

が主な原因であるようです。

そもそもなぜ膀胱が過敏になるのかという点については、脳と、膀胱や骨盤底筋を結ぶ神経の連携がうまく行かなくなるためだと言われていますが、詳しいことはまだよくわかっていません。

膀胱炎・間質性膀胱炎

頻尿に加えて「残尿感」があれば、「膀胱炎」の可能性があります。「膀胱炎」の場合には、下腹部に急激な痛みがあったり、ひどいときには尿に血が混じったりします。特に女性の場合は、男性とくらべて尿道が短くまっすぐであるために細菌が侵入しやすい傾向があり、「細菌性膀胱炎」も多く見られます。

「細菌性膀胱炎」の場合には抗菌薬を服用しながら、こまめに水分を摂取して尿からの細菌排出を促しますが、それでも症状が改善しない場合には、「間質性膀胱炎《かんしつせいぼうこうえん》」を疑います。これは、膀胱の粘膜下にある「間質部《かんしつぶ》」に炎症が起こるもので、深刻な場合には、膀胱に水を注入して新しい粘膜を再生させる手術を行ないます。

骨盤臓器脱

出産経験のある女性に多い症状で、膀胱や子宮、直腸など下腹部の臓器が下がってきて、膣から体の外に出てしまいます。出てくる臓器は膀胱（膀胱瘤《りゅう》）、直腸（直腸瘤）、子宮（子宮脱）の順に多く、主な原因は、やはり骨盤底筋の衰え（ゆるみ）です。

加齢のほか、妊娠や出産、重い荷物を持つことが多い、便秘、手術などにより子宮を摘出した場合などが、その要因となります。臓器によって膀胱が圧迫されるため、頻尿や尿もれを起こしやすくなります。疫学調査によれば、「骨盤臓器脱」のある女性のうち約4割に、「過活動膀胱」や「腹圧性尿失禁」があるという結果が出ています。

「骨盤臓器脱」になると、膣のあたりに異物があるように感じ、さらに下がってくるとピンポン玉のような大きさのものに触れるようになります。臓器脱の程度によってステージⅠからⅣまであり、ステージⅢになると日常生活の中でも臓器が出たり入ったりするようになり、「困り感」を抱く人が多くなります。

治療では器具を体内に挿入して臓器を持ち上げますが、その際も、骨盤底筋の強化を並行して行なうことになります。

心因性頻尿

公共交通機関を長時間利用する前や、知人・友人に会うときなど、緊張からトイレに行きたくなったという経験は、多くの方がお持ちではないでしょうか？

このような程度であればまだいいのですが、膀胱や尿道に病気がないにもかかわらず、トイレのことが気になって仕方がなく、1日に何度もトイレに行くという状態を「心因性頻尿」と言います。ストレスが大きく関わっていると考えられており、自分でも気がついていない「心の不調」を抱えている場合もあります。

多くの場合、リラックスしていたり、ほかのことに集中していたりすると尿意は抑えられますが、重症の場合は医療機関に相談するとよいでしょう。

夜間頻尿

就寝時、寝床に入ってから起床するまでの間に、排尿のために1回以上起きなければならない状態を言います。若年層の方でも「夜間頻尿」に悩んでいる人は多く、40歳以上で見ると、4500万人もの方が該当するとも言われています。

夜間頻尿の主な原因としては、夜間の尿量が多すぎる「夜間多尿」、もしくは膀胱に尿を溜めておけない「膀胱蓄尿障害」があります。就寝2～3時間前までに水分を摂りすぎている、むくみやすいなどの慢性腎機能障害がある場合のほか、高血圧や糖尿病など生活習慣病があると、「夜間多尿」になりやすくなります。

また、私たちの体には「抗利尿ホルモン」が分泌されており、通常であれば日中に比べて夜間のほうが尿量が抑えられるようになっていますが、加齢によりこのホルモンの分泌が低下すると、「夜間多尿」になる場合もあります。「膀胱蓄尿障害」の原因は、女性の場合、「過活動膀胱」や「間質性膀胱炎（27ページ）」などが多く見られます。

その他の頻尿

特に女性のみなさんに気をつけていただきたいのが、「急性細菌性膀胱炎」です。便や肛門周辺に存在する腸内細菌が膀胱に入ることで炎症を起こすもので、男性にくらべて尿道が短い女性のほうが、格段に患者数が多くなっています。頻尿のほか、排尿時、あるいは排尿が終わったときに痛みがある、尿が濁るなどの症状があれば疑いましょう。医療機関で処方される抗生物質や抗菌剤の服用で治療を行ないます。

夜尿症

いわゆる「おねしょ」のことです。5歳以上で、月に1回以上の夜尿（おもらし）がある状態を指します。

頻度や症状は人によってさまざまですが、「大人になってから急に」という場合には、「自律神経の乱れ」が原因ではないかと考えられています。また、過度の疲労で、尿意を感じないままに眠り続けているということもあります。生活習慣を見直したり、ストレスや疲労の軽減に努めたりすることで、改善されることがあります。

また、骨盤底筋の衰え（ゆるみ）によって尿もれや頻尿があれば、それが夜尿症につながることもあります。夜尿症で注意したいのが、一部の尿失禁同様、背後に重篤な病気が隠れている場合があるということです。

膀胱は神経のはたらきによって調節されています。したがって、大人になってから夜尿が起こりはじめた場合、神経の病気が背後に隠れている場合があります。

脳血管障害や脳腫瘍、多発性硬化症などが「夜尿症」によって判明したという事例もあるので、気になる場合はためらうことなく医療機関で受診しましょう。

column

正常な排尿とは？

PART1ではさまざまな尿トラブルを説明しましたが、そもそも「正常な排尿」とは、どのような状態を言うのでしょうか？

□１日の排尿量が、約1200〜1800ミリリットルである。
（※体重〈kg〉×40〈mL〉以上は多尿とされます）
□１回の排尿量が、約200〜400ミリリットルである。
□日中の排尿回数が、5〜7回程度である。
（季節や摂取した水分量によって増減があってもかまいません）
□排尿時、意識してお腹に力を入れなくても排尿できる。
□尿に勢いがあり、途中で途切れない。
□排尿時間が30秒以内である。
□残尿感がない。
□尿意を感じても、ある程度は自分の意思で我慢できる。

いかがですか？

これらはあくまでも目安であり、個人差があります。大切なのは、日常生活に不便や「困り感」がないこと。そして、毎日の排尿に大きな変化がないことです。

尿の出方に変化が感じられたら、本書を参考にして、医療機関に相談してみてください。

PART 2

尿もれ・頻尿を予防・改善する「骨盤バウンド体操」

「ピフィラティス」と「骨盤バウンド体操」はこうして誕生した

従来の「骨盤底筋体操」には限界があります

頻尿《ひんにょう》や尿もれ、夜尿症《やにょうしょう》などの尿トラブルの最大の原因が、「骨盤底筋」の衰え（ゆるみ）であることは、PART1で説明したとおりです。しかし、そう言うと、「年《とし》だから仕方がない」と表情を曇らせる女性も多いのですが、落ちこむ必要はありません。骨盤底筋はほかの筋肉と同じように鍛えることができますし、筋肉は何歳になっても増やしたり強くしたりすることができます。

骨盤底筋の強化については従来、「骨盤底筋体操（以下、ケーゲル体操）」と呼ばれるエクササイズが最適とされ、多くの医療現場でも推奨されています。出産を経験された方の中には、産後の骨盤底筋ケアのためのエクササイズとして、産院や産科で教わったという人もいらっしゃるのではないでしょうか？

ケーゲル体操とは、次のようなものです。

①仰向けに寝て、両脚を肩幅に開き、ひざを立てる。
②ゆっくりと呼吸をしながら、肛門を締めたりゆるめたりする（4〜5回程度）。
③さらに膣もギューッと締めたりゆるめたりする（4〜5回程度）。

ケーゲル体操は寝たまま行なうことができ、激しい動きもないので、誰にでもできるものです。この体操を正しく行なえば骨盤底筋が強化され、尿トラブルの多くは改善するとも言われています。しかし実際には、思うような効果があまり得られていないというのが実情です。

なぜでしょうか？

理由は、このケーゲル体操を正しく、効果的に行なうことがとても難しいからです。

骨盤底筋に限りませんが、筋肉を効果的に鍛えるには、対象となる筋肉の動きを「意識する」ことが大切なのですが、骨盤底筋は体の奥にある「深層筋（インナーマッスル）」なので、骨盤底筋が弱い人ほど意識することが難しく、その結果、一所懸命に取り組んでいるにもかかわらず、目立った効果が表れにくいのです。

継続も難しいケーゲル体操

私はケーゲル体操を否定しているわけではありませんが、ケーゲル体操には、気になる点がもうひとつあります。それは、効果が上がるまでに時間がかかることです。

正しく行なったとしても、最低6カ月は継続する必要があるでしょう。ケーゲル体操を実際にやってみていただくとわかりやすいのですが、動きが単調、かつ、筋肉がどのように動いているのかが自分でわかりにくいために、続けるモチベーションを保つのが、なかなか大変なのです。中断してしまう人も多く、効果が出るまで続けられないために、尿トラブルは改善せず、二度とやろうとしない人も多いのが実情です。

「ピフィラティス」はアメリカで生まれた新しい骨盤底筋体操です

そこで、私がおすすめしたいのが「ピフィラティス（PFILATES）」です。

ピフィラティスは、アメリカの婦人泌尿器科の専門医であるブルース・クロフォード氏が考案した、尿トラブル改善のための新しい骨盤底筋体操です。

本書の冒頭で、日本人の女性の多くが尿トラブルに悩まされていることを説明しましたが、アメリカも同様で、近年の統計では高齢女性の約半数が尿トラブルを抱えており、その多くが医療機関で治療を受けています。

アメリカでは、たとえば尿もれがある場合、「TOT手術」で根治するのが主流となっています。TOT手術というのは、膣壁を小さく切開してそこからメッシュ状のテープを尿道のうしろ側に挿入し、お腹に圧力がかかってもこのテープが尿道が開かないように支えることで尿もれを防ぐ方法です。

TOT手術の場合、執刀医がどれだけ注意を払ったとしても、手術によって膀胱周辺の組織が傷ついてしまうことや、時に排尿に関係する神経を障害してしまうこともあり、中には再手術になる例もあります。

このような状況の中、クロフォード氏は手術による尿トラブルの改善・根治に限界を感じ、骨盤底筋に効果的なエクササイズを考案しようと考えたのです。

クロフォード氏は120を超える体の動きを逐一測定し、どの運動をすれば、どれだけ、あるいはどのように骨盤底筋が収縮するのかを観察し、その結果から骨盤底筋が特に強く収縮する10の運動を導き出しました。こうして誕生したのが、ピフィラティスです。

従来のケーゲル体操

肛門や膣の筋肉を収縮・弛緩することで骨盤底筋を強化する運動。元は1940年代にアメリカの産婦人科医が女性の尿失禁のケアのために考案した方法で、医師の名前から「ケーゲル体操」と呼ばれる。

1

寝て行なう場合は、仰向けに寝て、両脚を肩幅に広げてひざを立てる。座って行なう場合は、背すじを伸ばしてイスに座り、両脚を肩幅に開く。

2

骨盤底筋を意識しながら、肛門や膣を「ギューッと絞める→ゆるめる」を4～5回繰り返す。これを2回行なう。

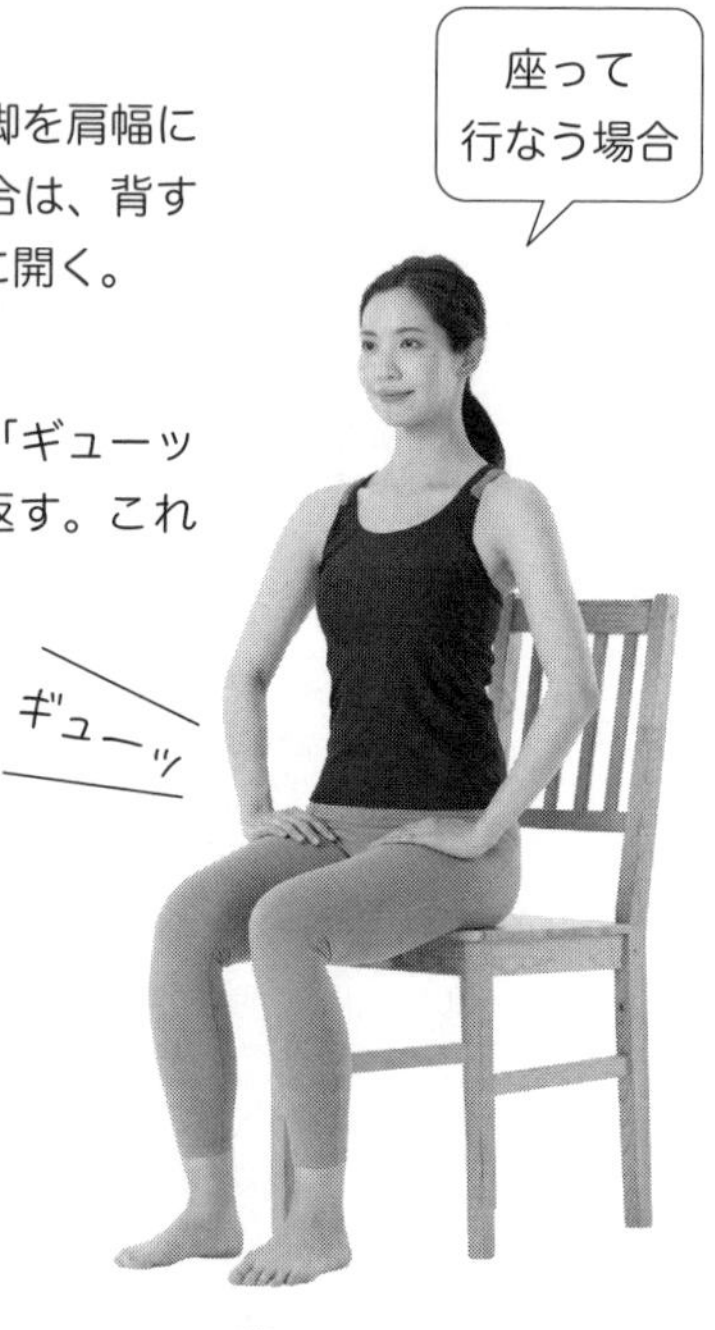

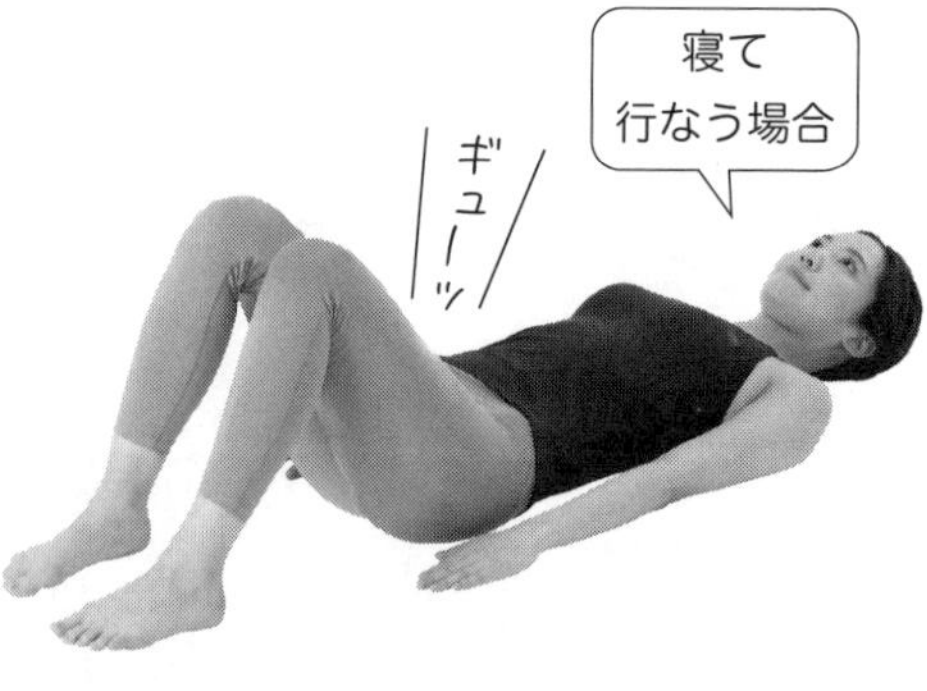

1
骨盤底筋は意識しにくい

骨盤底筋は体の深部にあるため、意識して力を入れるのは、骨盤底筋の状態が悪い人ほど難しい。

2
運動効果を実感しづらい

力を入れるコツをつかまないと、なかなか効果が表れない。

3
飽きやすく長続きしない

動きが単調なため楽しくなく、挫折することが多い。

骨盤バウンド体操

1

弾む動きが効率よく刺激

上下に弾む動きによって、骨盤底筋の収縮が自然と得られる。

2

骨盤底筋の協働筋も強化

協働筋（腹横筋・大臀筋・内転筋）も強まり、骨盤底筋を補佐する。

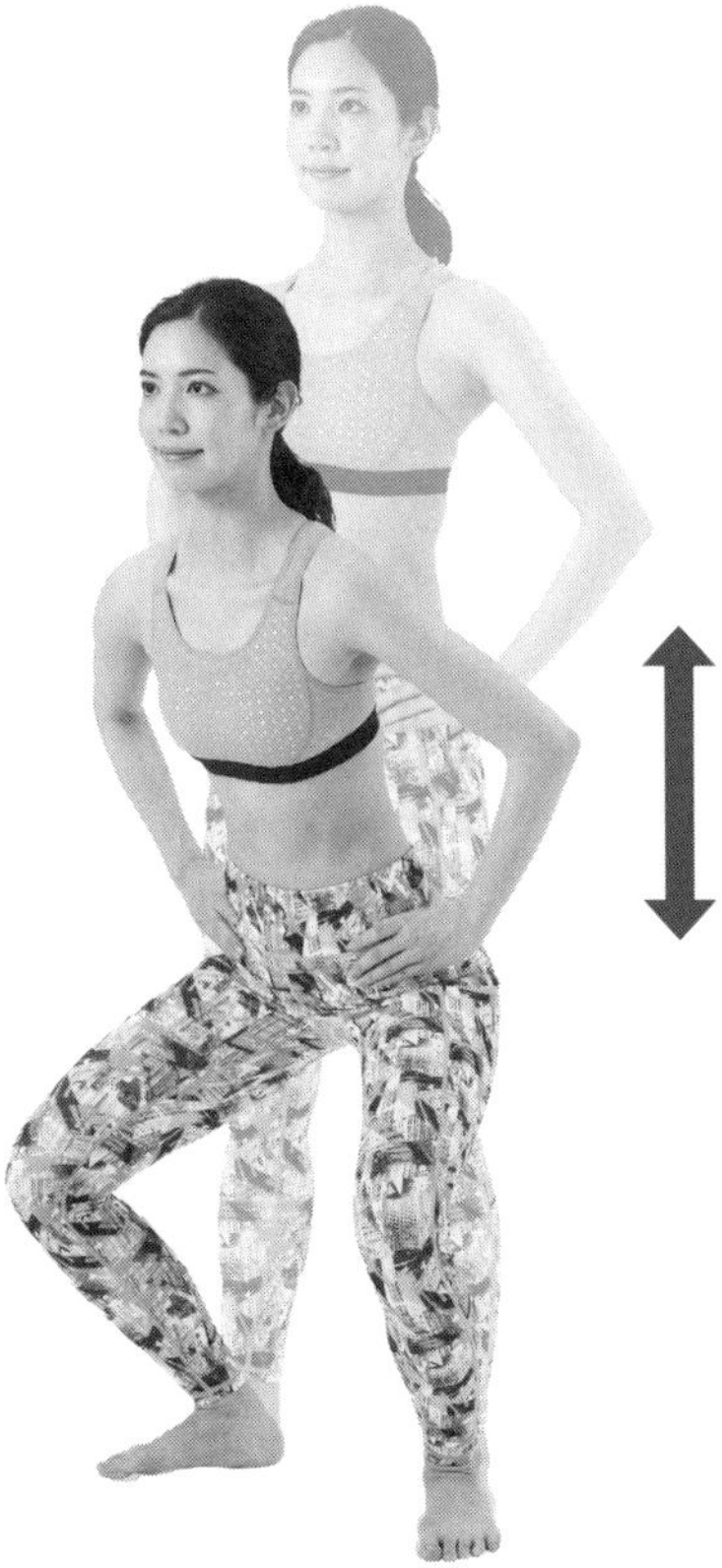

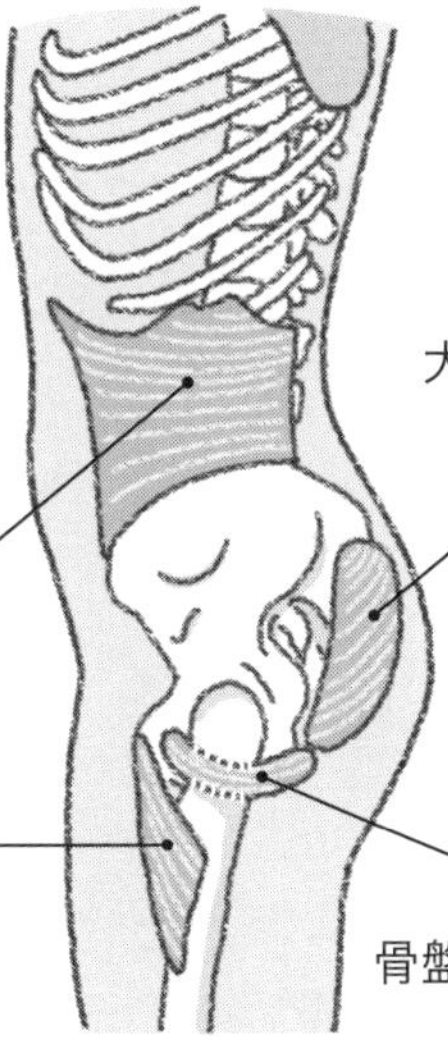

👉協働筋は骨盤底筋と連動して働くため、それらが強化されると、尿トラブルの改善効果も高まる。

「骨盤バウンド体操」の効果

70〜90代の4人に3人の尿トラブルが改善しました

近年、「ピフィラティス」が世界中で知られるところとなり、その効果も明らかになってきています。クロフォード氏が指導した患者さんを対象にした調査では、手術が必要と診断されていた人の7割が手術を回避できたと報告されています。

私自身が行なった調査もあります。デイケアサービスを利用している24人（男性7人・女性17人、平均年齢82・8歳）に「骨盤バウンド体操」を6カ月間実施してもらったところ、3カ月後には58パーセント、半年後には75パーセントの人が、「尿もれ症状の改善を実感した」と答えてくださっています。

本書で紹介する「骨盤バウンド体操」は、「骨盤底筋」とその周辺の筋肉を効果的に鍛えることができるうえ、女性の体の「要《かなめ》」とも言える「骨盤」をしっかり立てることにもつながるので、尿トラブル以外のうれしい効果も期待できます。

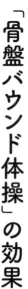

骨盤バウンド体操の「うれしい効果」

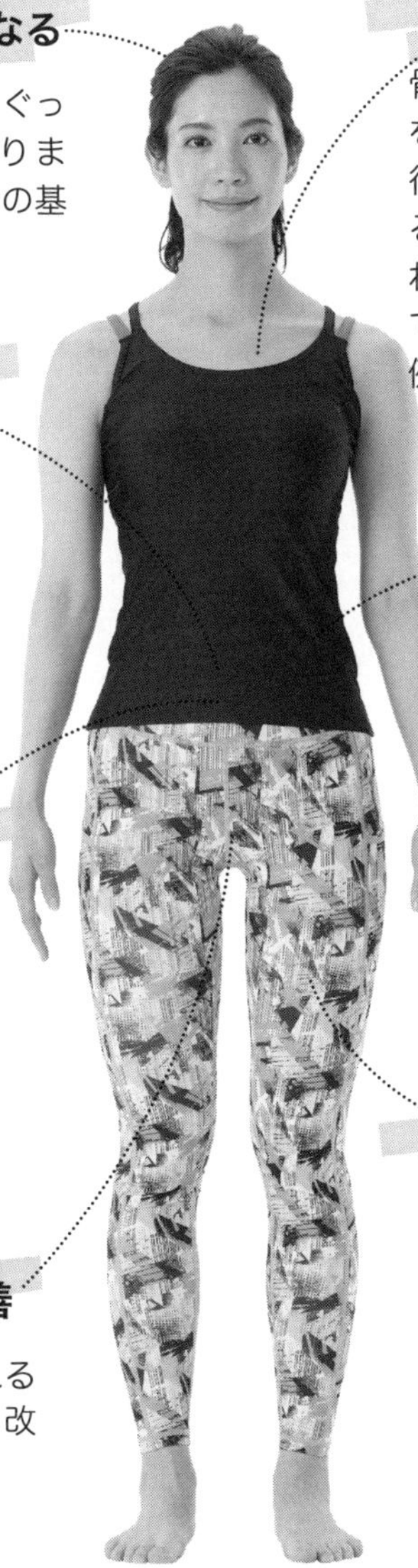

よく眠れるようになる

頻尿が改善されると、ぐっすり眠れるようになります。良質な睡眠は健康の基本です。

ダイエット

骨盤バウンド体操は、複数を組み合わせて15分以上行なうと、有酸素運動になるので脂肪の燃焼が促され、ダイエットにも効果的です。3カ月で6kg減の事例もあります。

便秘が解消する

直腸や肛門の位置がしっかり維持されることにより、便秘が解消されます。特に、慢性的に直腸に便が溜まる「直腸性便秘」に効果的です。

腰痛が改善する

姿勢がよくなり、腰まわりの筋肉も鍛えられるので、腰痛が改善されます。

ぽっこりお腹も解消

腰まわりの引き締め効果も期待でき、血流も促進できるので、老廃物の蓄積が解消されて、「ぽっこりお腹」を引き締めることができます。

むくみがとれる

骨盤内の血流がよくなるので、特に下半身のむくみが軽減されます。

臓器脱を予防・改善

骨盤底筋と協働筋を鍛えることは、臓器脱の予防・改善の特効薬です。

3つの動きが基本の「骨盤バウンド体操」

いちばんの特長は「ゆらす」「弾む」動きです

本書で紹介する「骨盤バウンド体操」には、特長が3つあります。ひとつ目は「反復」、つまり同じ動作を繰り返すこと。2つ目は姿勢を「維持」すること。そして3つ目はリズミカルに「弾む（ゆらす）」ことです。

念のために、一般的な筋肉トレーニングについて少し説明しましょう。筋肉は「速筋《そくきん》」と「遅筋《ちきん》」に分類されます。「速筋」とは収縮速度が速い筋肉で、瞬発力を発揮したいときに役立つ筋肉です。一方、「遅筋」とは収縮速度がゆっくり、かつ長い間収縮できる筋肉のことです。

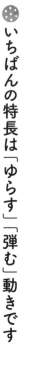

「速筋」を鍛えるには、筋肉を一気に収縮させる運動を繰り返します。ダンベル運動や短距離走などが代表的です。

「遅筋」は、ゆっくりと継続的に筋肉を使う動きをすれば強化できます。ジョギング

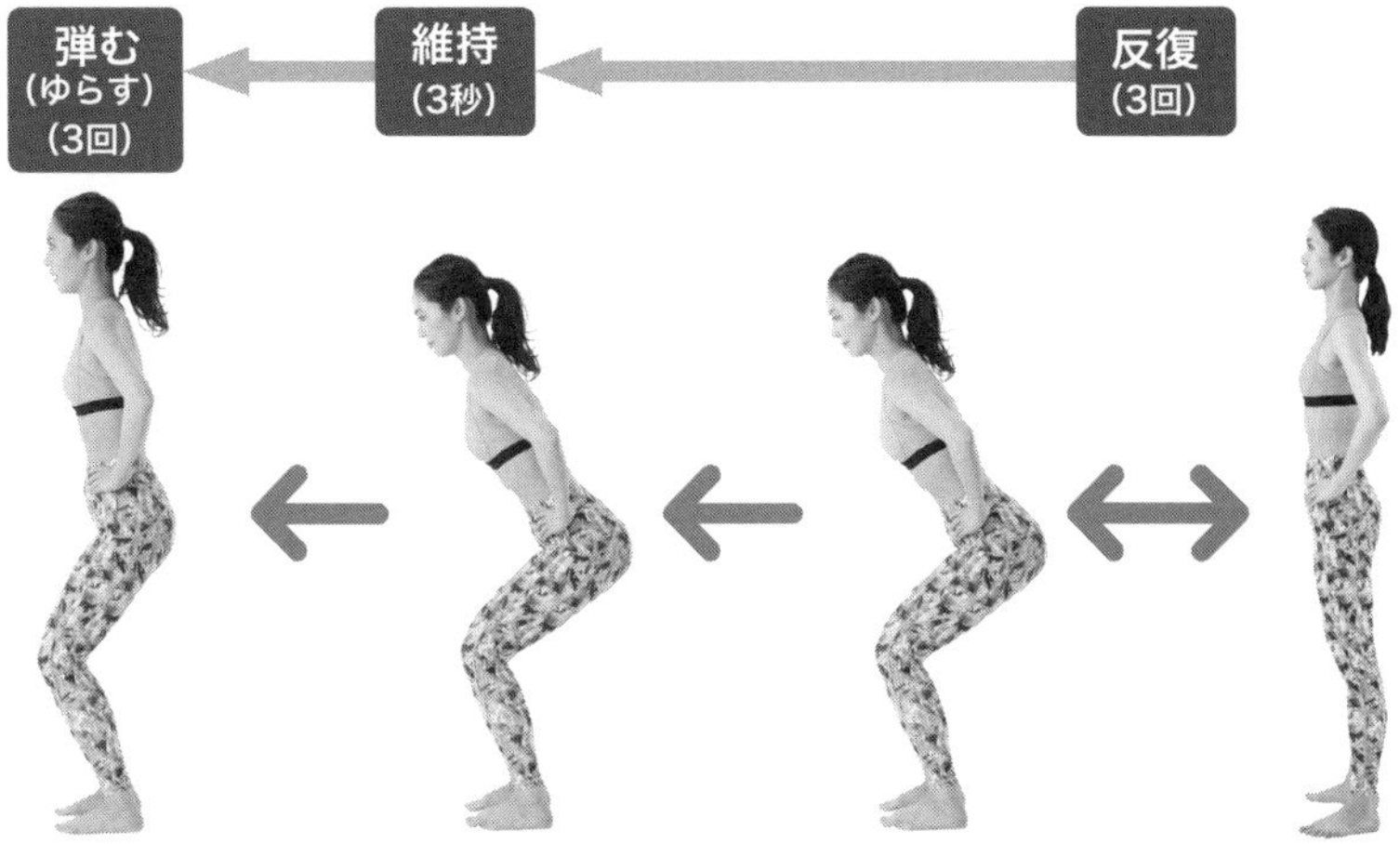

やウォーキングなどに取り組むと効果的です。

では、「骨盤底筋」は「速筋」でしょうか？　それとも「遅筋」でしょうか？　答えは、両方です。

ＰＡＲＴ１で説明したとおり、骨盤底筋は複数の筋肉の集まりです（16ページ参照）。実際、くしゃみや咳をするときにキュッと尿道を締めるのは「速筋」のはたらきですし、しばらくの間、尿道を締めて我慢を継続するのは「遅筋」が担っています。したがって、骨盤底筋を鍛えようとすると、「速筋」と「遅筋」の両方にアプローチできるエクササイズが必要になります。

先に挙げた３つの特長のうち、「反復」と「維持」は「遅筋」のためのエクササイズ、そして、「弾む（ゆらす）」が速筋のためのエクササイズですから、「骨盤バウンド体操」を行なうことで、両方を鍛えることができるのです。

古今東西の運動から10種類を厳選したのがピフィラティスです

37ページでもお話ししたとおり、クロフォード氏は、骨盤底筋をもっとも効率よく鍛えられる動きの開発にあたり、古今東西に伝わる約120種類の運動を調べました。そして次に、自ら開発した筋電計測器を用いて、それら120種類の運動を行なったときに、骨盤底筋がどのように、どれだけ収縮するかを測定しました。約120種類の運動の中から、骨盤底筋が特に収縮する10種類の動きを導き出し、さらに運動効果が高まるようにとアレンジを加えたものが、ピフィラティスです。

ピフィラティスの10種類のうち7種類は、伝統的な「ピラティス」から、骨盤底筋の効果がさらに高まるように改良しています。そのほか、ヨガの動きから調整を加えたものもあります。

さらに、10種類の運動の中でも、測定結果が比較的よかったものが、「①スクワット」「②ホバリング」「③ランジ」の3つでした。本書ではこの3つをそれぞれ、「ひざ曲げゆらし（スクワット）」「ひざ立ちゆらし（ホバリング）」「踏み出しゆらし（ランジ）」としてアレンジし、「骨盤バウンド体操」と称して紹介します。

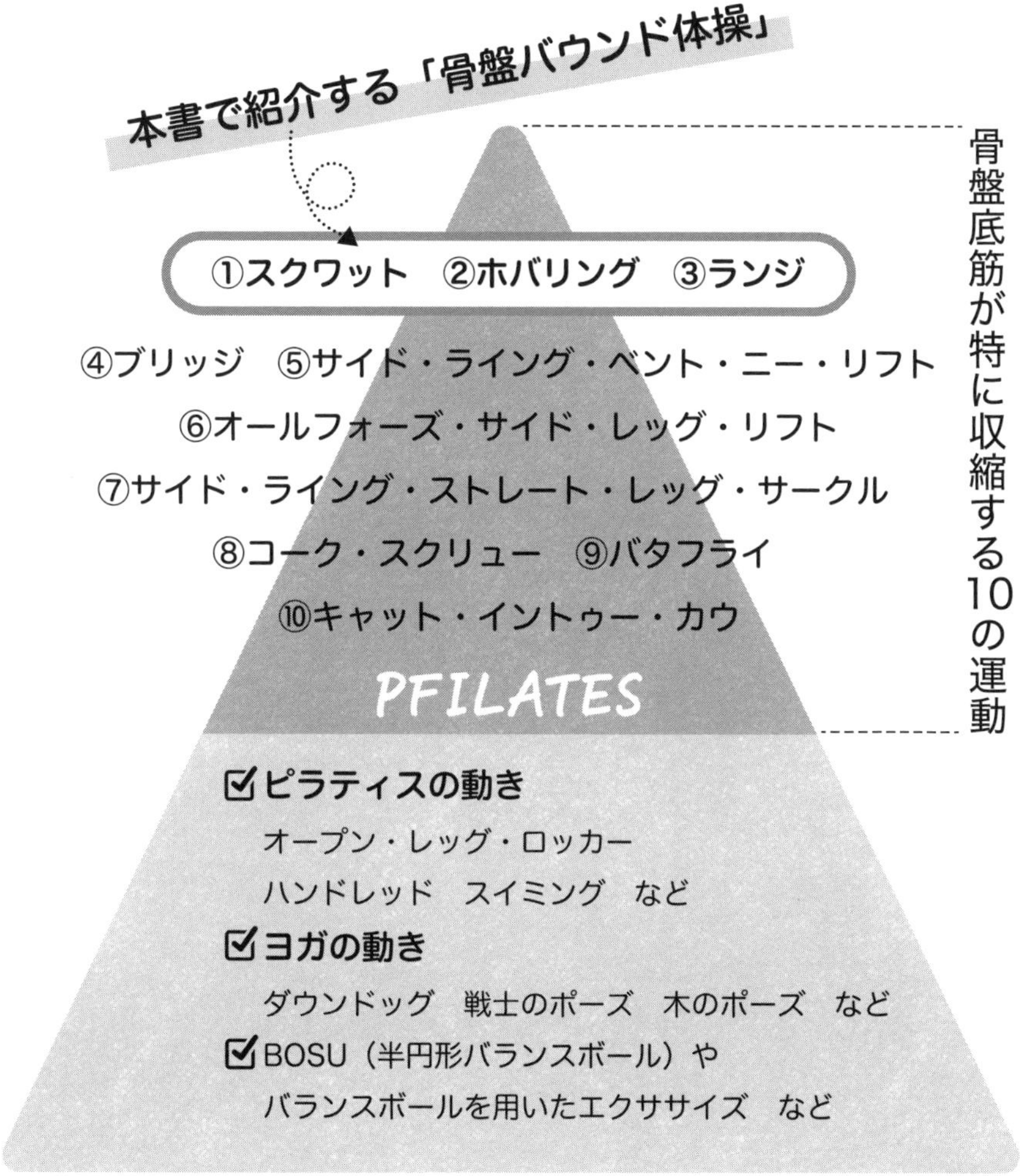
本書で紹介する「骨盤バウンド体操」
①スクワット　②ホバリング　③ランジ
④ブリッジ　⑤サイド・ライング・ベント・ニー・リフト
⑥オールフォーズ・サイド・レッグ・リフト
⑦サイド・ライング・ストレート・レッグ・サークル
⑧コーク・スクリュー　⑨バタフライ
⑩キャット・イントゥー・カウ
PFILATES
骨盤底筋が特に収縮する10の運動
ピラティスの動き
オープン・レッグ・ロッカー
ハンドレッド　スイミング　など
ヨガの動き
ダウンドッグ　戦士のポーズ　木のポーズ　など
BOSU（半円形バランスボール）や
バランスボールを用いたエクササイズ　など

骨盤底筋にかかる力は最大で41・4倍に

ピフィラティスには10の運動があり、その中でもとりわけ抜群の効果がある動きがあります。それは「ひざ曲げゆらし（スクワット）」「ひざ立ちゆらし（ホバリング）」「踏み出しゆらし（ランジ）」であることは、先に説明したとおりです。

実際に、通常にくらべて骨盤底筋にどれくらいの力がかかるのかを測定したところ、次のような結果が得られました。

ひざ曲げゆらし（スクワット）で最大18倍
ひざ立ちゆらし（ホバリング）で最大28倍
踏み出しゆらし（ランジ）で最大41・4倍

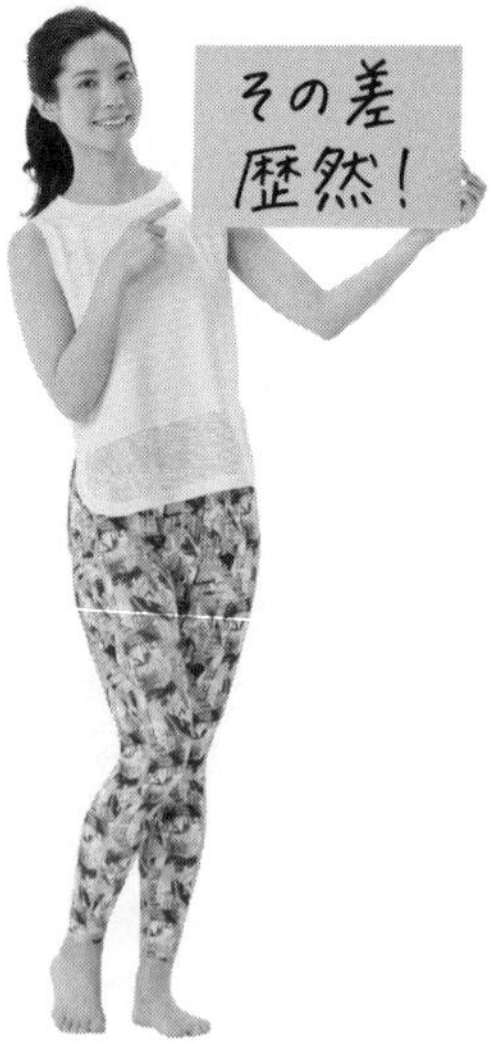

本書で紹介する「骨盤バウンド体操」も、この3つの動きを軸にアレンジしたものです。いずれも骨盤底筋を「意識」できずとも、高い効果を発揮する動きであることが、測定結果として明らかになっていますので、難しく考えず、気楽に取り組んでみ

てください。

測定値どおりの高い効果を上げるには、コツがひとつだけあります。

それは「呼吸と一緒にリズミカルに行なうこと」です。

「ハッ！　ハッ！　ハッ！」と短い呼吸とともにリズミカルに体を動かすことで、骨盤底筋と、お腹にある腹横筋やお尻の大臀筋、太ももの内転筋がそれぞれ連動し、互いの刺激で効果を向上させることができるのです。

このことは数値にも表れており、ケーゲル体操と比較して骨盤底筋の収縮率が約36パーセント向上したという報告があります。

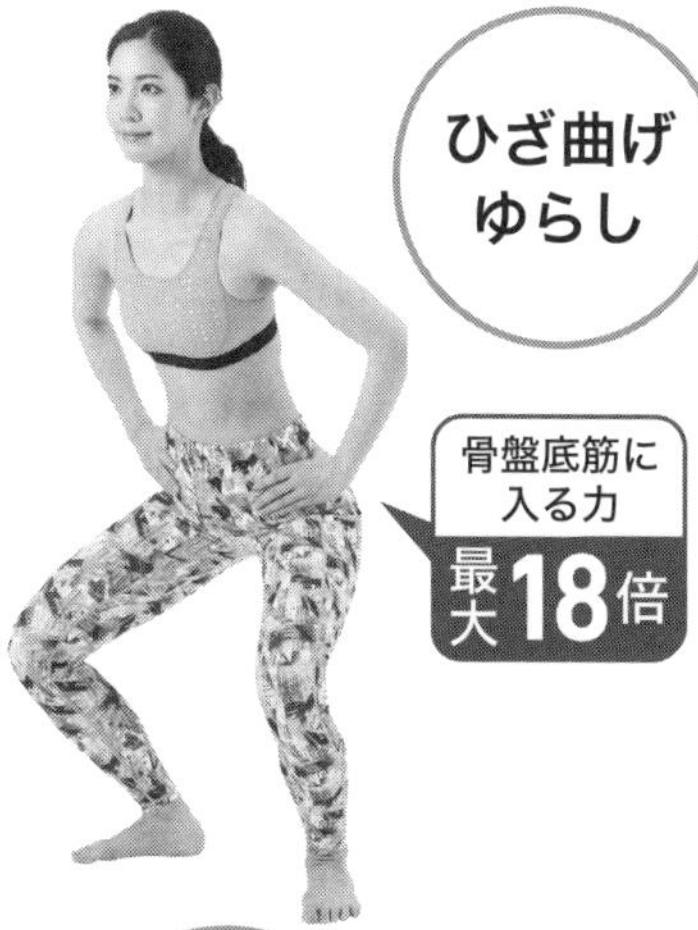
ひざ曲げゆらし
骨盤底筋に入る力
最大18倍

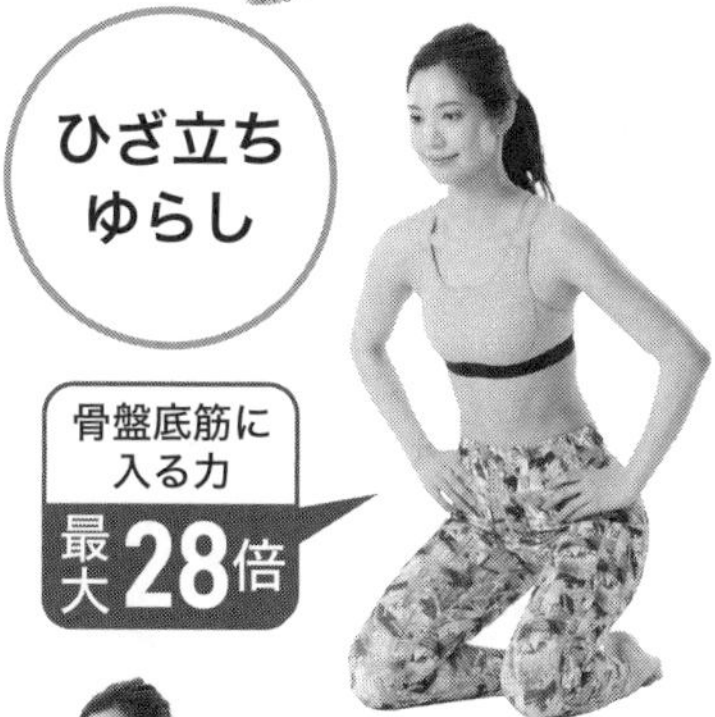
ひざ立ちゆらし
骨盤底筋に入る力
最大28倍

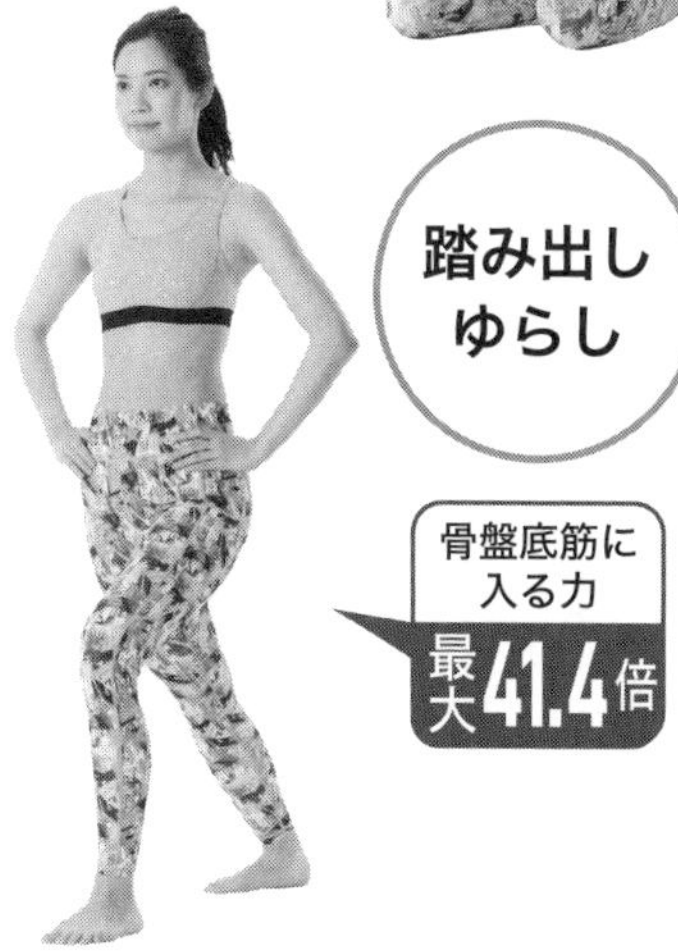
踏み出しゆらし
骨盤底筋に入る力
最大41.4倍

1日たった5分の簡単エクササイズ

「骨盤バウンド体操」は、次の3つの動きを毎日の都合のいい時間帯に5分行なうだけの簡単エクササイズです。時間がなかったり、ひざ・腰に痛みがあったりする場合は、56〜63ページのエクササイズだけでも大丈夫。「続けること」が大切です。

① ひざ曲げゆらし

スクワットの要領で、上下に弾みをつける運動です。

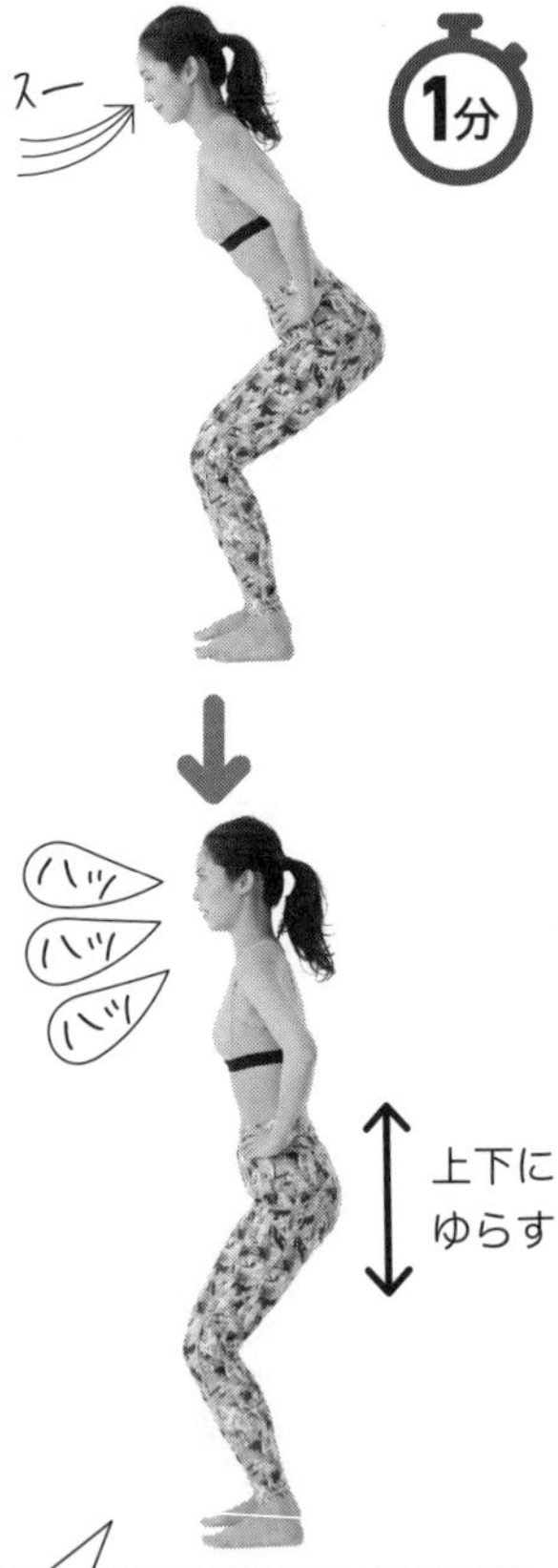

骨盤底筋を体の中で上下にバウンドさせるイメージ

くわしい方法は50〜51ページへ

② ひざ立ちゆらし

両ひざをついて、斜め上下に弾みをつける運動です。

スー
1分

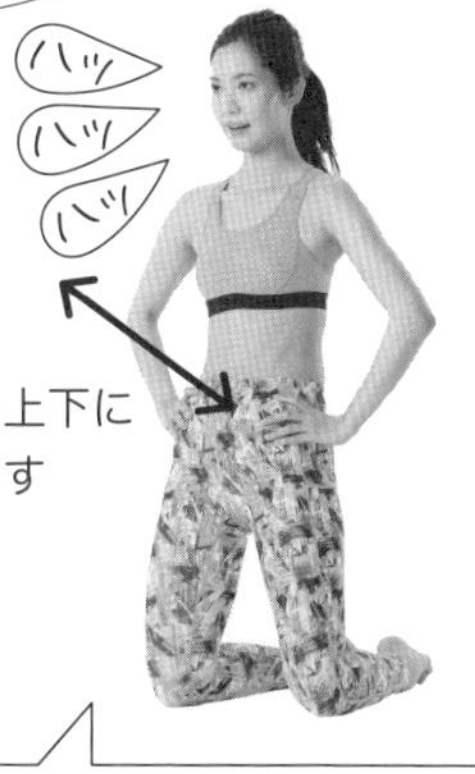

ハッ
ハッ
ハッ
斜め上下に
ゆらす

骨盤底筋を体の中で斜め上下にバウンドさせるイメージ

くわしい方法は
52〜53ページへ

③ 踏み出しゆらし

片足を踏み出して、上下に弾みをつける運動です。

スー
3分

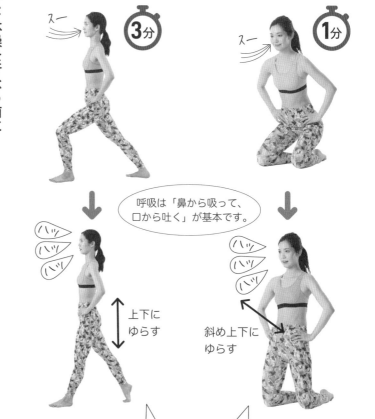

ハッ
ハッ
ハッ
上下に
ゆらす

骨盤底筋を体の中で上下にバウンドさせるイメージ

くわしい方法は
54〜55ページへ

呼吸は「鼻から吸って、口から吐く」が基本です。

骨盤バウンド体操を行なう前に…

それぞれのエクササイズは、「①反復3回→②維持3秒→③弾む（ゆらす）3回」の動きを基本としますが、「①反復5回→②維持5秒→③弾む（ゆらす）5回」というように負荷を増やして行なってもかまいません。痛みなどの症状や疾患のある方は、事前に医師に相談してください。

骨盤バウンド体操①

ひざ曲げゆらし

「骨盤臓器脱」の方は58ページの「ひざ閉じゆらし」もおすすめです。

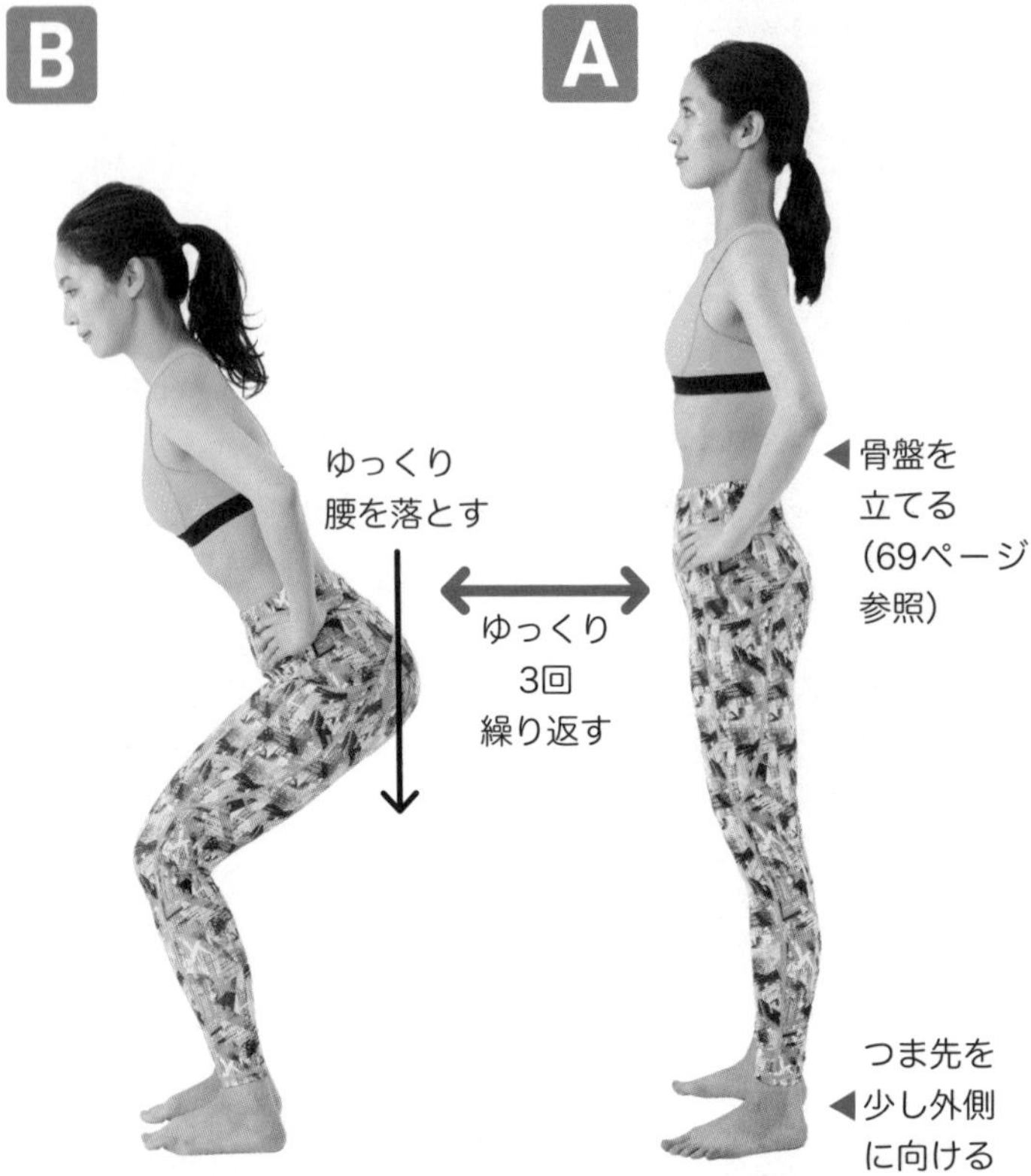
B
A
ゆっくり
腰を落とす
ゆっくり
3回
繰り返す
◀骨盤を
立てる
(69ページ
参照)
つま先を
◀少し外側
に向ける

①反復 3回

「腰を落とす→戻す」の動作を3回繰り返す

- 両脚を肩幅より少し広く開き、つま先を少し外に向けて立ちます（A）。
- Aからゆっくり腰を落として、中腰の姿勢になります（B）。
- A Bを3回繰り返します。

⚠注意！
変形性ひざ関節症などの疾患がある方は、必ず医師の確認・許可を得てから行なってください。行なうときは、各人の状態によって加減・調節をしてください。

繰り返す回数
3回

骨盤底筋に入る力
最大**18**倍

C
イーチ ニーイサーン
1,2,3
ゆっくり
息を吸う
3回
繰り返す
グッと
ためて

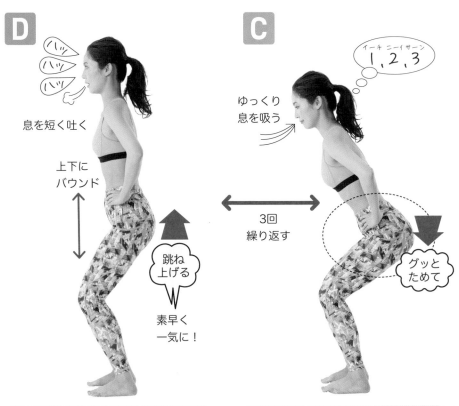

②維持 3秒

腰を落として3秒維持

- ☑ 4回目にBの姿勢になったとき、そのまま3秒維持します（C）。
- ☑ 3秒維持している間に鼻からゆっくりと息を吸い、骨盤底筋を意識するよう心がけます（意識できなくても大丈夫です）。

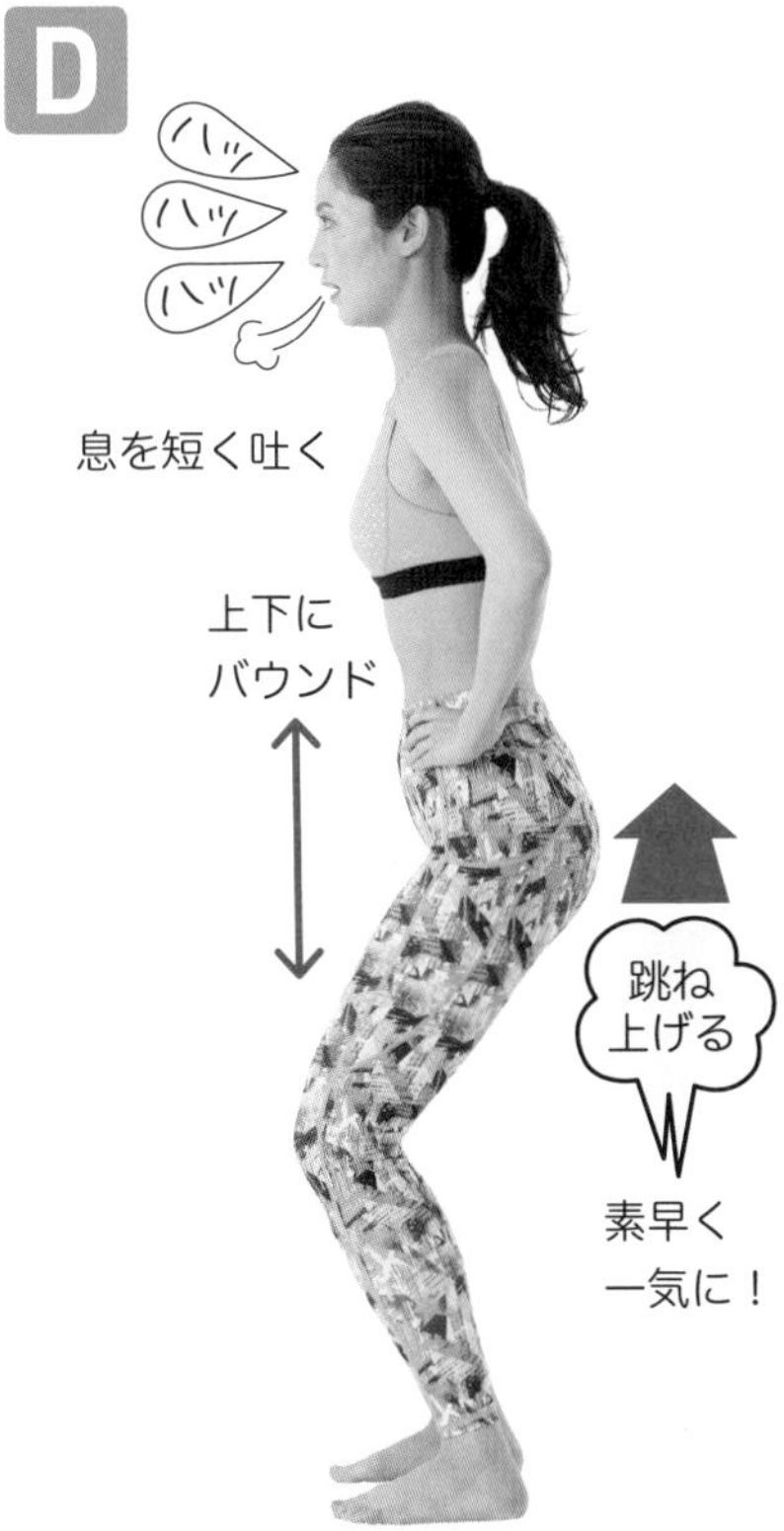
D
ハッ
ハッ
ハッ
息を短く吐く
上下に
バウンド
跳ね
上げる
素早く
一気に！

③弾む（ゆらす）3回

短く息を吐きながら、腰を上下させる

- ☑「ハッ！ ハッ！ ハッ！」と息を口から短く勢いよく吐きながら3回弾むようにCDの姿勢を繰り返し腰を跳ね上げます。

ポイント

Cの姿勢で「タメ」をつくり（骨盤底筋を意識できる方は意識してください）、「1、2、3」と頭の中で数をかぞえて、「4」のタイミングで、上体を跳ね上げるイメージで「ハッ！」と声に出して（D）、素早く一気に体を上下にゆらしましょう。

骨盤バウンド体操②

ひざ立ちゆらし

変形性ひざ関節症などの「ひざ痛」がある方は60ページの「腰上げ骨盤ゆらし」もおすすめです。

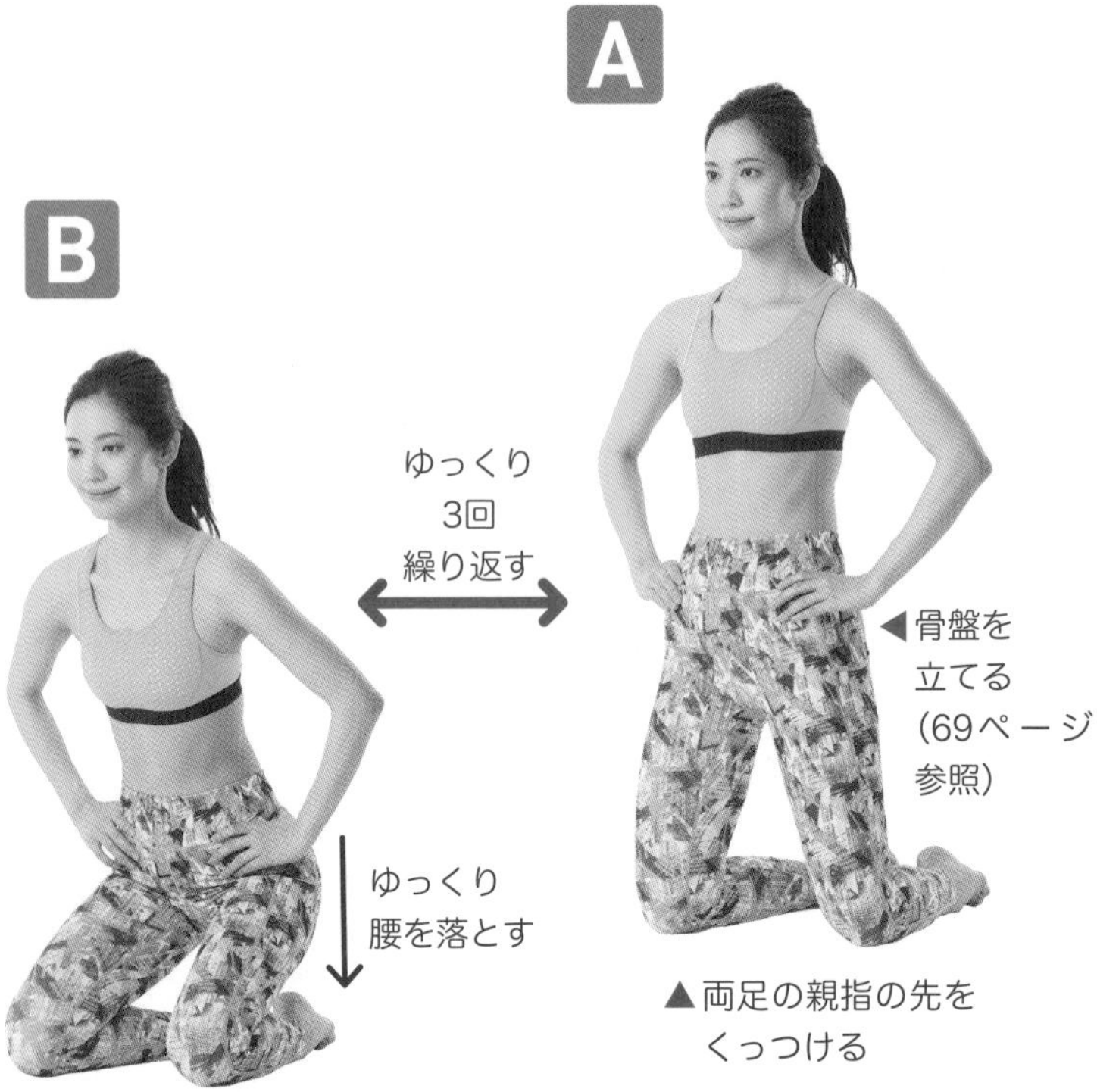
A
B
ゆっくり
3回
繰り返す
◀骨盤を
立てる
(69ページ
参照)
ゆっくり
腰を落とす
▲両足の親指の先を
くっつける

①反復 3回

「腰を落とす→戻す」の動作を3回繰り返す

- ☑ 両ひざを肩幅より少し広く開いて、ひざ立ちし、両手を腰に添えます（A）。
- ☑ Aから股関節をゆっくり折りたたんで、腰を落とします(B)。
- ☑ A Bを3回繰り返します。

⚠注意！
変形性ひざ関節症などの疾患がある方は、必ず医師の確認・許可を得てから行なってください。行なうときは、各人の状態によって加減・調節をしてください。

繰り返す回数
3回

骨盤底筋に入る力
最大**28**倍

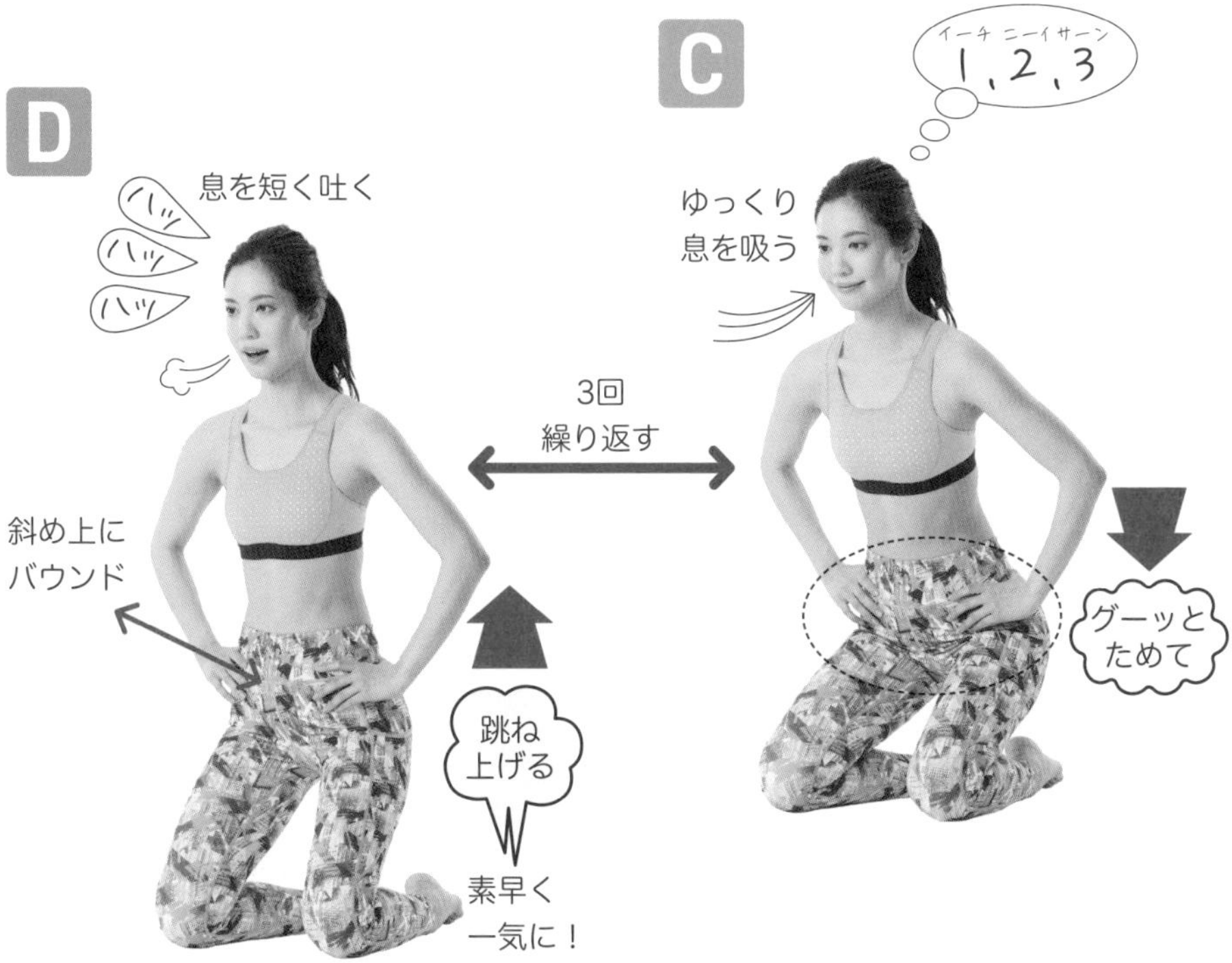

D
息を短く吐く
ハッ
ハッ
ハッ
斜め上に
バウンド
跳ね
上げる
素早く
一気に！
3回
繰り返す
C
1《イーチ》,2《ニーイ》,3《サーン》
ゆっくり
息を吸う
グーッと
ためて

②維持 3秒

腰を落として3秒維持

- 4回目にBの姿勢になったとき、そのまま3秒維持します（C）。
- 3秒維持している間に鼻からゆっくりと息を吸い、骨盤底筋を意識するよう心がけます（意識できなくても大丈夫です）。

③弾む（ゆらす）3回

短く息を吐きながら、腰を上下させる

- 「ハッ！ ハッ！ ハッ！」と息を口から短く勢いよく吐きながら3回弾むようにCDの姿勢を繰り返し腰を跳ね上げます。

ポイント

Cの姿勢で「タメ」をつくり（骨盤底筋を意識できる方は意識してください）、「1、2、3」と頭の中で数をかぞえて、「4」のタイミングで、上体を跳ね上げるイメージで「ハッ！」と声に出して（D）素早く一気に体を上下にゆらしましょう。

骨盤バウンド体操③

踏み出しゆらし

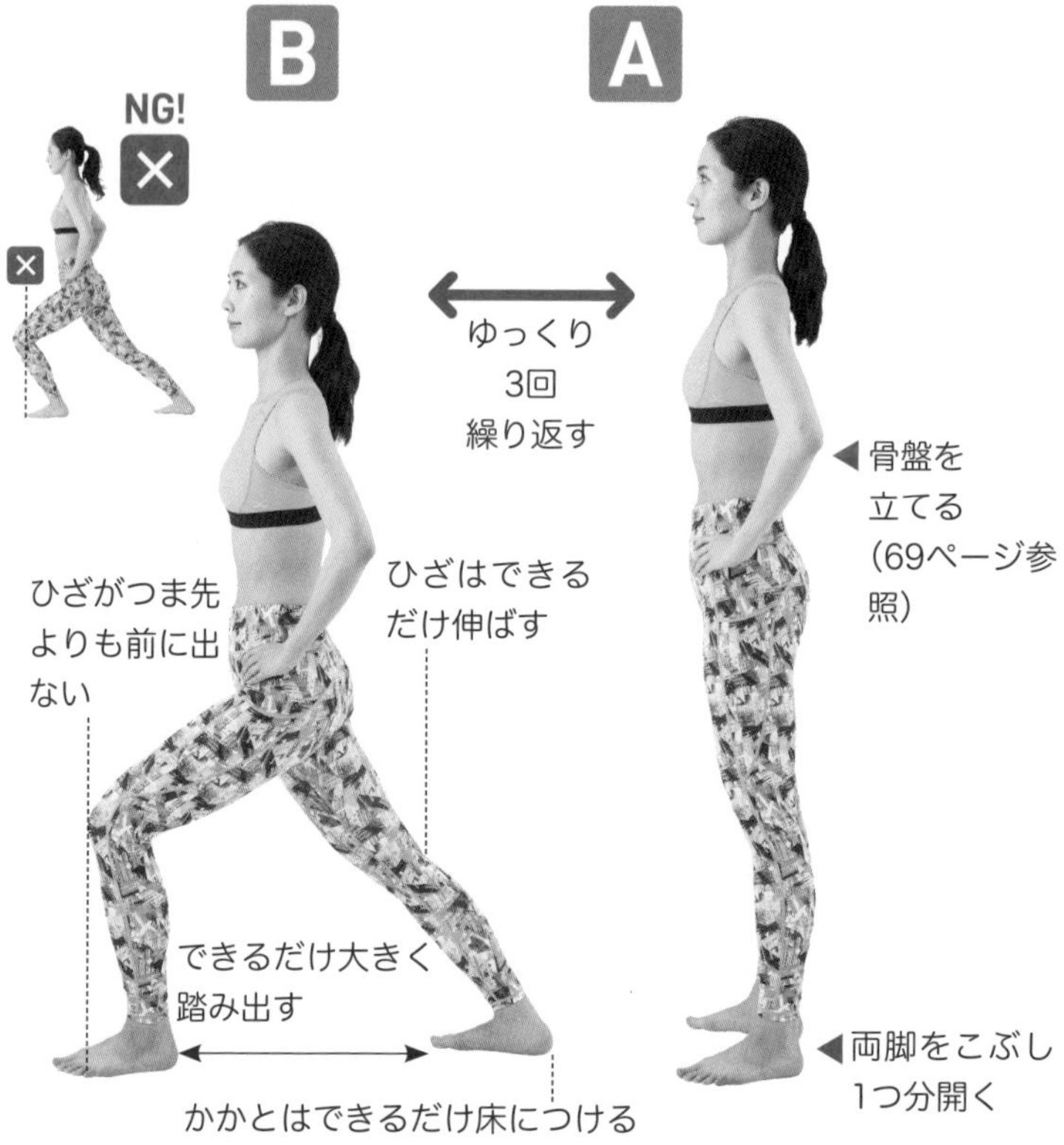
B
A
NG!
ゆっくり
3回
繰り返す
骨盤を
立てる
(69ページ参照)
ひざがつま先よりも前に出ない
ひざはできるだけ伸ばす
できるだけ大きく踏み出す
かかとはできるだけ床につける
両脚をこぶし1つ分開く

①反復 3回

「片足を踏み出す→戻す」の動作を3回繰り返す

☑ 両脚をこぶし1つ分開いて立ち、両手は腰に添えます（A）。
☑ Aからゆっくりと片足を踏み出します（B）。
☑ A Bを3回繰り返します。

ポイント

Cの姿勢で「タメ」をつくり（骨盤底筋を意識できる方は意識してください）、「1、2、3」と頭の中で数をかぞえて、「4」のタイミングで、上体を跳ね上げるイメージで「ハッ！」と声に出して（D）素早く一気に体を上下にゆらしましょう。

⚠注意！

変形性ひざ関節症などの疾患がある方は、必ず医師の確認・許可を得てから行なってください。行なうときは、各人の状態によって加減・調節をしてください。

繰り返す回数
左右の足を入れ替えて
3回ずつ

骨盤底筋に入る力
最大**41.4**倍

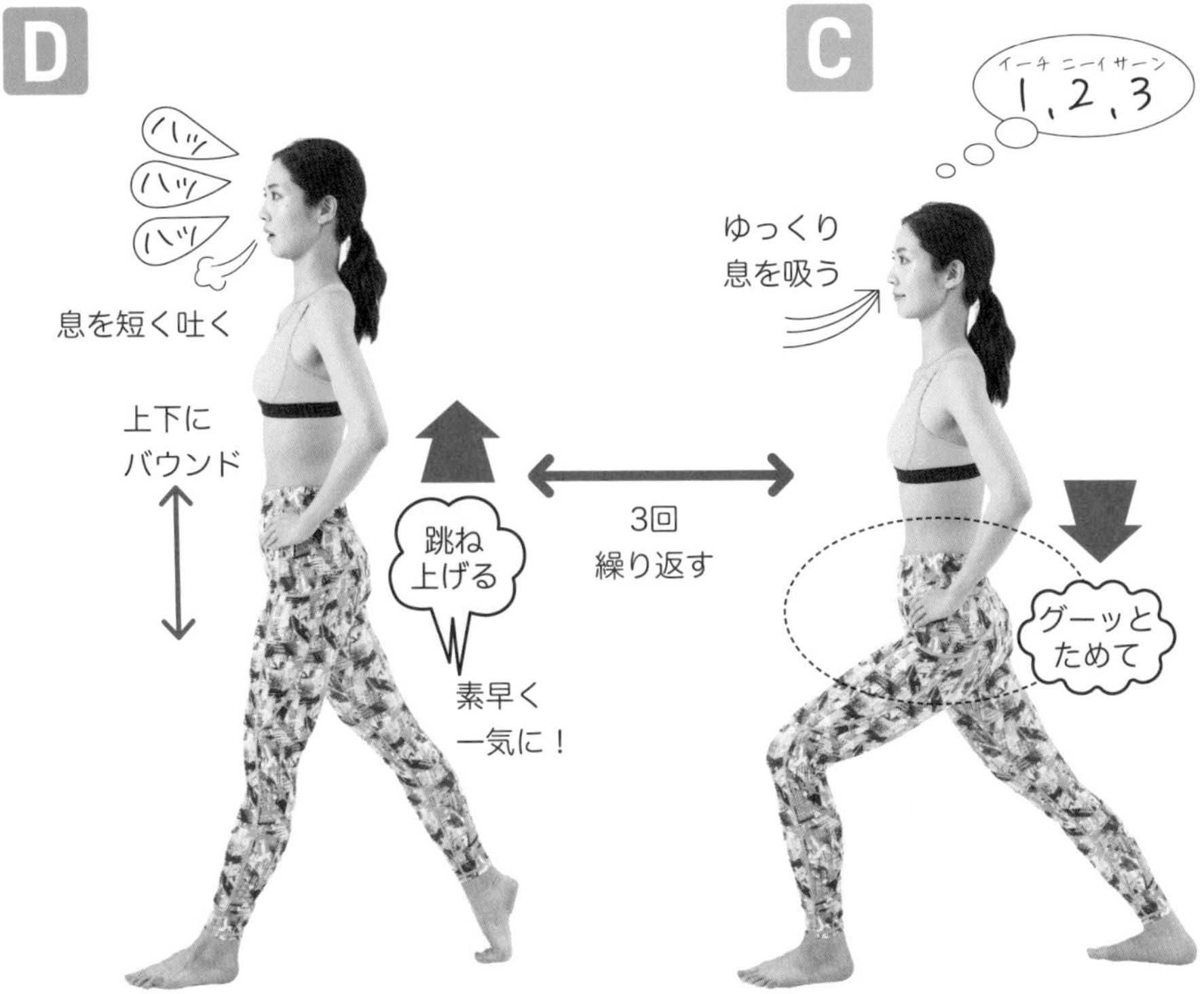
C
1《イーチ》,2《ニーイ》,3《サーン》
ゆっくり
息を吸う
グーッと
ためて
3回
繰り返す
D
ハッ
ハッ
ハッ
息を短く吐く
上下に
バウンド
跳ね
上げる
素早く
一気に！

②維持 3秒

片足を踏み出して3秒維持

- 4回目にBの姿勢になったとき、そのまま3秒維持します（C）。
- 3秒維持している間に鼻からゆっくりと息を吸い、骨盤底筋を意識するよう心がけます（意識できなくても大丈夫です）。

③弾む（ゆらす）3回

短く息を吐きながら、腰を上下させる

- 「ハッ！ ハッ！ ハッ！」と息を口から短く勢いよく吐きながら3回弾むようにCDの姿勢を繰り返し腰を跳ね上げます。
- 左右の足を入れ替えて、同様に行ないます。

ひざ痛や腰痛がある方におすすめ

寝たままゆらし

「骨盤バウンド体操」の代わりにこのエクササイズだけ行なっても結構です。

A

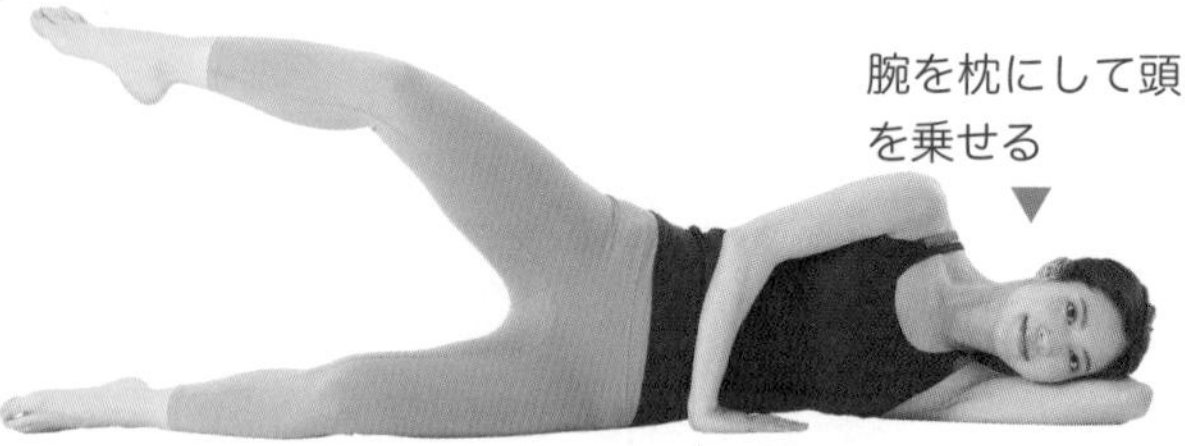

腕を枕にして頭を乗せる ▼

▲ 床とウエストの間を少し開ける
手を床について体を安定させる

ゆっくり
3回繰り返す

B
C

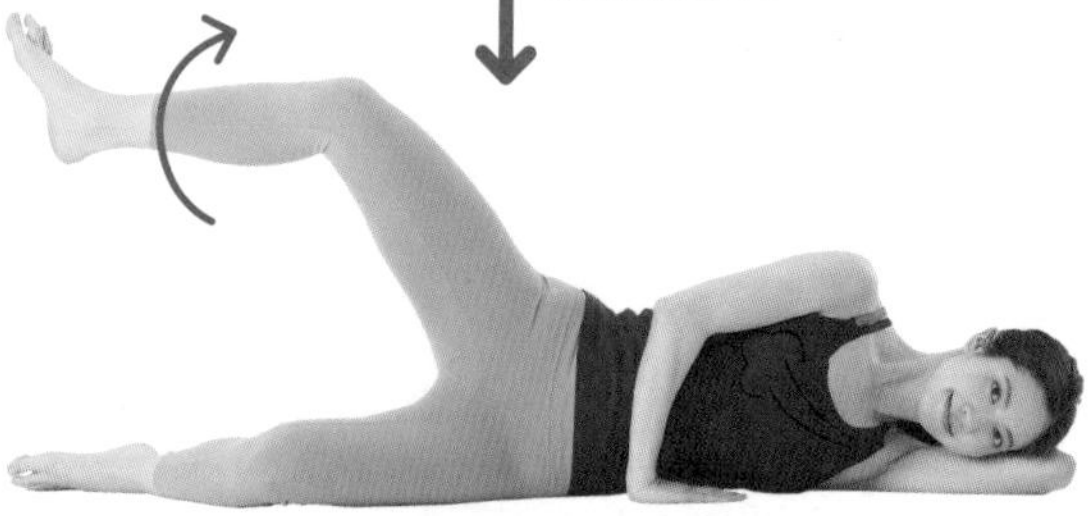

①反復 3回

ひざを上げ下げする動作を3回繰り返す

- ☑ 横向きに寝て、ひざを軽く曲げ、鼻から息を吸いながら足を持ち上げます（A）。
- ☑ 次に、ひざを上方へ向けて上げるときに、口から息を吐き出します（B）。
- ☑ A B を3回繰り返します。

⚠注意！
変形性ひざ関節症などの疾患がある方は、必ず医師の確認・許可を得てから行なってください。行なうときは、各人の状態によって加減・調節をしてください。

繰り返す回数
左右の足を入れ替えて
3回ずつ

D

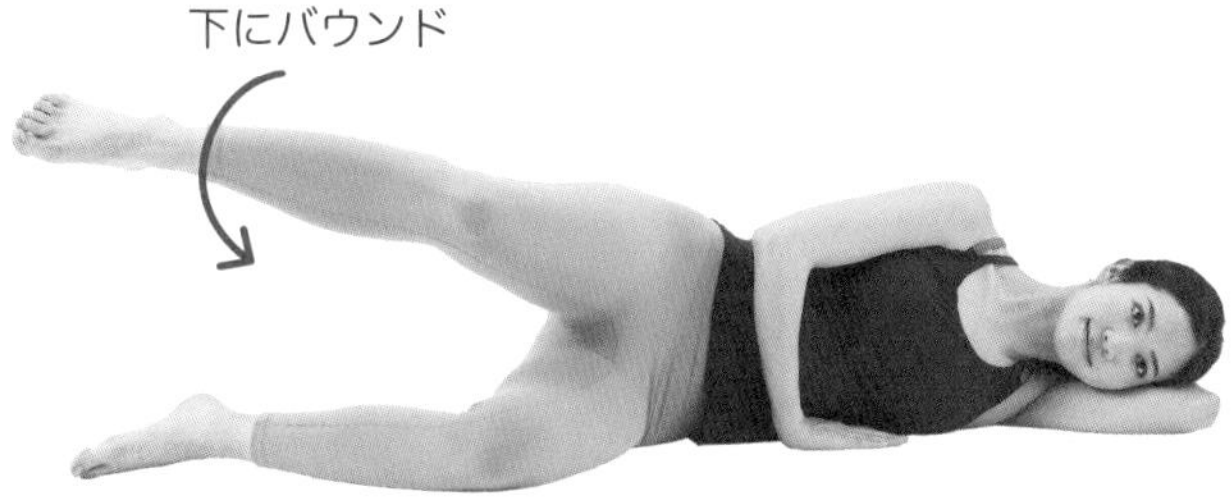
下にバウンド

3回繰り返す

E

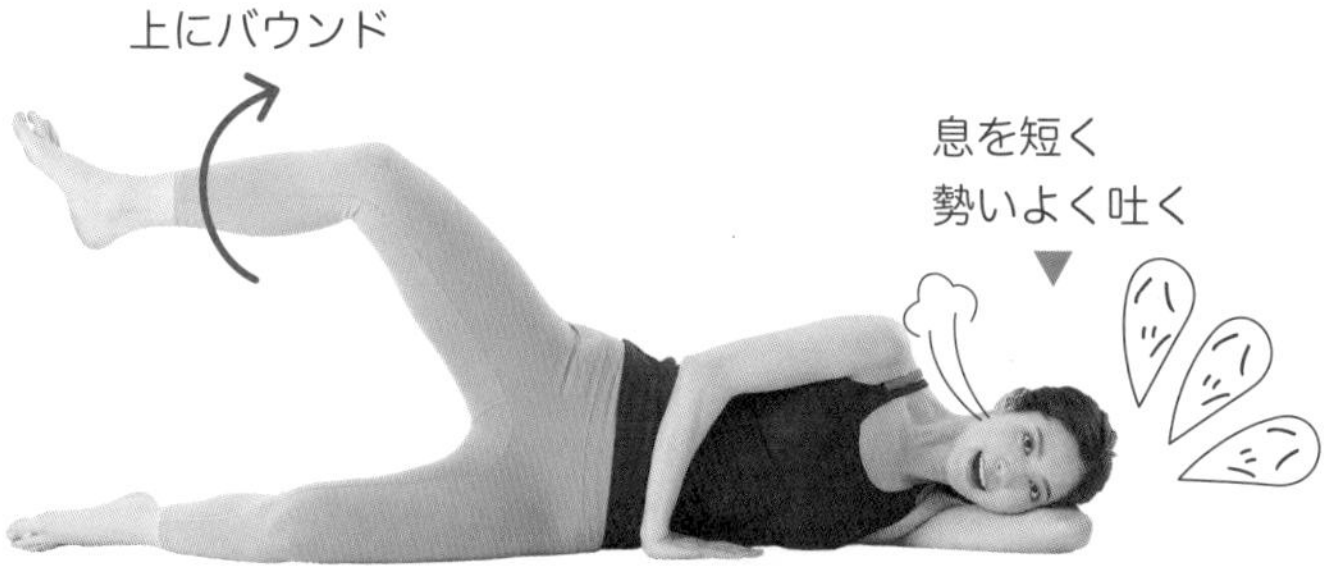
上にバウンド
息を短く
勢いよく吐く
ハッ
ハッ
ハッ

②維持 3秒

ひざを上方へ向けて上げて3秒維持

- 4回目にBの姿勢になったとき、そのまま3秒維持します（C）。
- 3秒維持している間に鼻からゆっくりと息を吸い、骨盤底筋を意識するよう心がけます（意識できなくても大丈夫です）。

③弾む（ゆらす）3回

短く息を吐きながら、ひざを上下させる

- 「ハッ！ ハッ！ ハッ！」と息を口から吐きながら、声に合わせて素早く一気にひざを3回弾むようにD Eの姿勢を繰り返し上下させます。

ポイント

Cの姿勢で「タメ」をつくり（骨盤底筋を意識できる方は意識してください）、「1、2、3」と頭の中で数をかぞえて、「4」のタイミングで、ひざを跳ね上げるイメージで「ハッ！」と声に出して、素早く一気にひざを上下にゆらしましょう（D E）。

骨盤臓器脱がある方におすすめ

ひざ閉じゆらし

「骨盤バウンド体操」の代わりにこのエクササイズだけ行なっても結構です。

繰り返す回数
3回

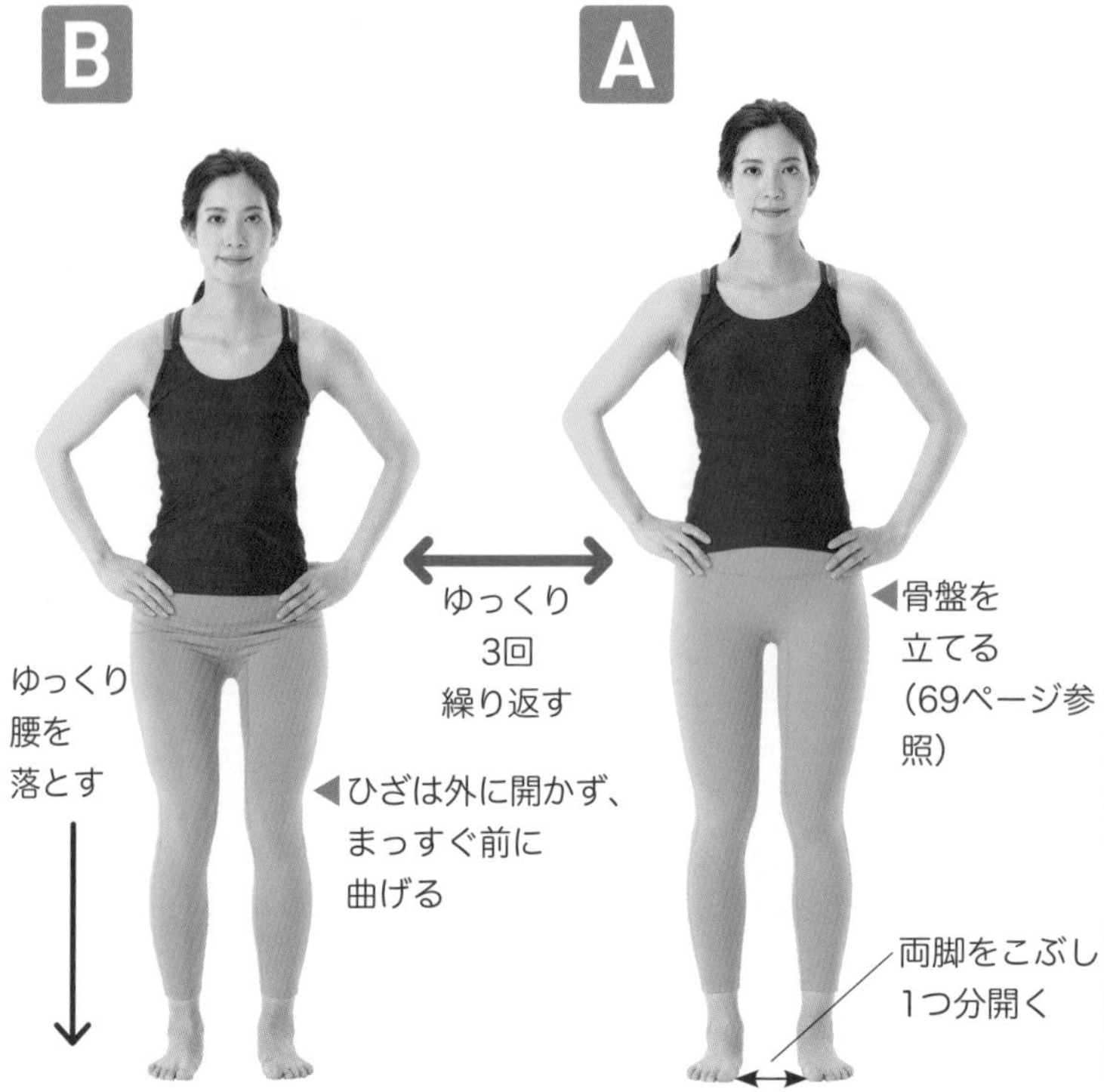
B
A
ゆっくり
腰を
落とす
◀ひざは外に開かず、
まっすぐ前に
曲げる
ゆっくり
3回
繰り返す
◀骨盤を
立てる
(69ページ参照)
両脚をこぶし
1つ分開く

①反復 3回

「腰を落とす→戻す」の動作を3回繰り返す

☑両脚をこぶし1つ分開いて立ち、両手は腰に添えます（A）。
☑Aからゆっくり腰を落として、中腰の姿勢になります（B）。
☑A Bを3回繰り返します。

⚠注意！
変形性ひざ関節症などの疾患がある方は、必ず医師の確認・許可を得てから行なってください。行なうときは、各人の状態によって加減・調節をしてください。

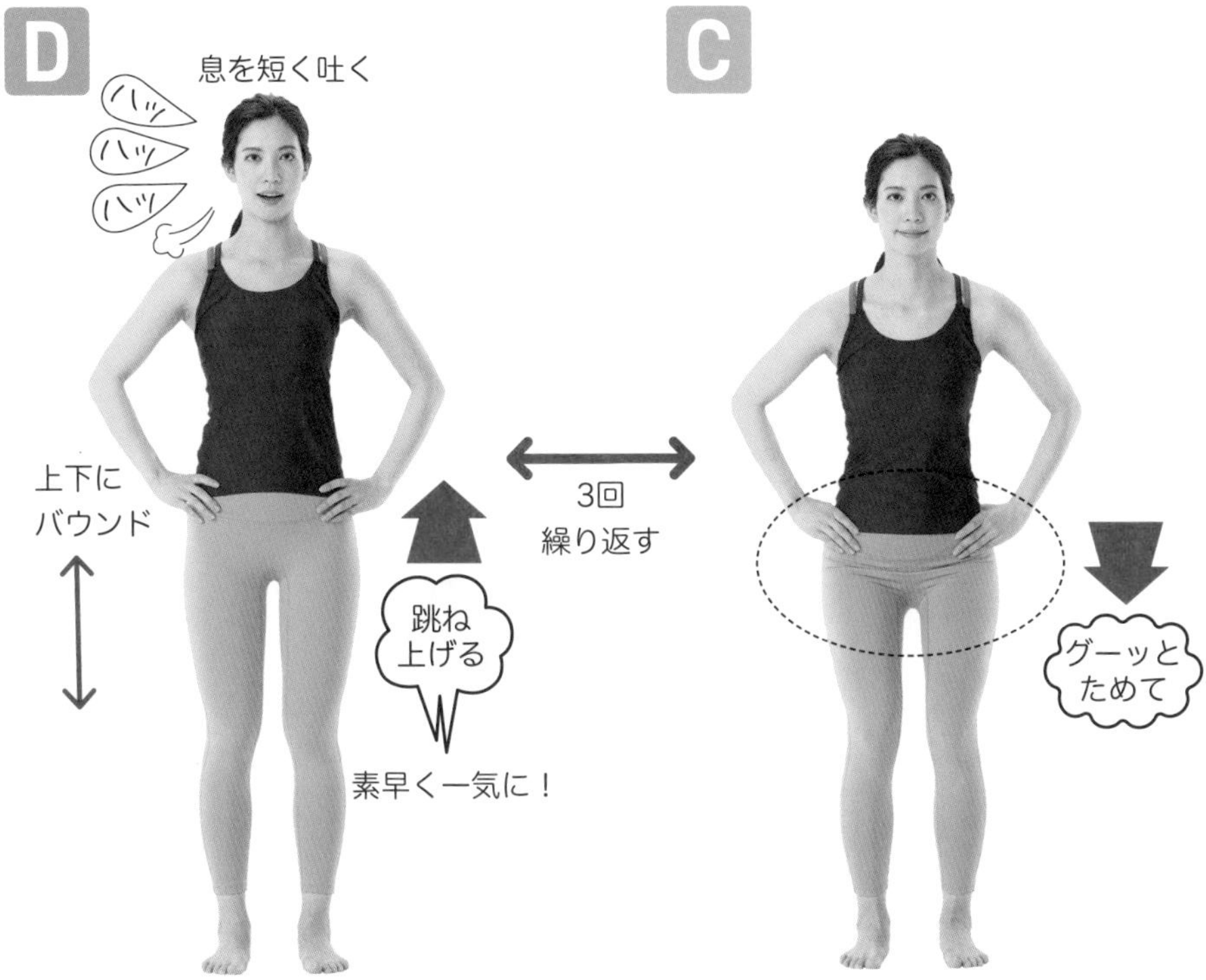
D
息を短く吐く
ハッ
ハッ
ハッ
上下に
バウンド
跳ね
上げる
素早く一気に！
3回
繰り返す
C
グーッと
ためて

②維持 3秒

腰を落として3秒維持

- ☑4回目にBの姿勢になったとき、そのまま3秒維持します（C）。
- ☑3秒維持している間に鼻からゆっくりと息を吸い、骨盤底筋を意識するよう心がけます（意識できなくても大丈夫です）。

③弾む（ゆらす）3回

短く息を吐きながら、腰を上下させる

- ☑「ハッ！　ハッ！　ハッ！」と息を口から短く勢いよく吐きながら3回弾むようにCDの姿勢を繰り返し腰を跳ね上げます。

ポイント

Cの姿勢で「タメ」をつくり（骨盤底筋を意識できる方は意識してください）、「1、2、3」と頭の中で数をかぞえて、「4」のタイミングで、上体を跳ね上げるイメージで「ハッ！」と声に出して（D）、素早く一気に体を上下にゆらしましょう。

腰上げ骨盤ゆらし

時間がないときはこれだけでも大丈夫！

「骨盤バウンド体操」の代わりにこのエクササイズだけ行なっても結構です。

繰り返す回数
3回

A

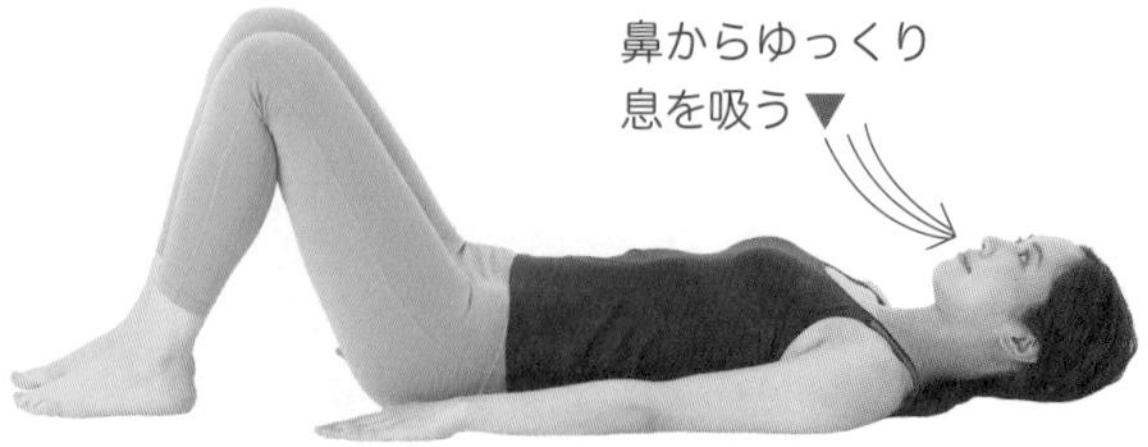

▼両脚の間はこぶし1つ分開く
鼻からゆっくり
息を吸う▼

仰向けに寝てひざを立てる

- ☑仰向けに寝てひざを立て、両脚の間はこぶし1つ分開きます。
- ☑両手は体側で伸ばして手のひらを床につけます。
- ☑鼻からゆっくりと息を吸います。

B

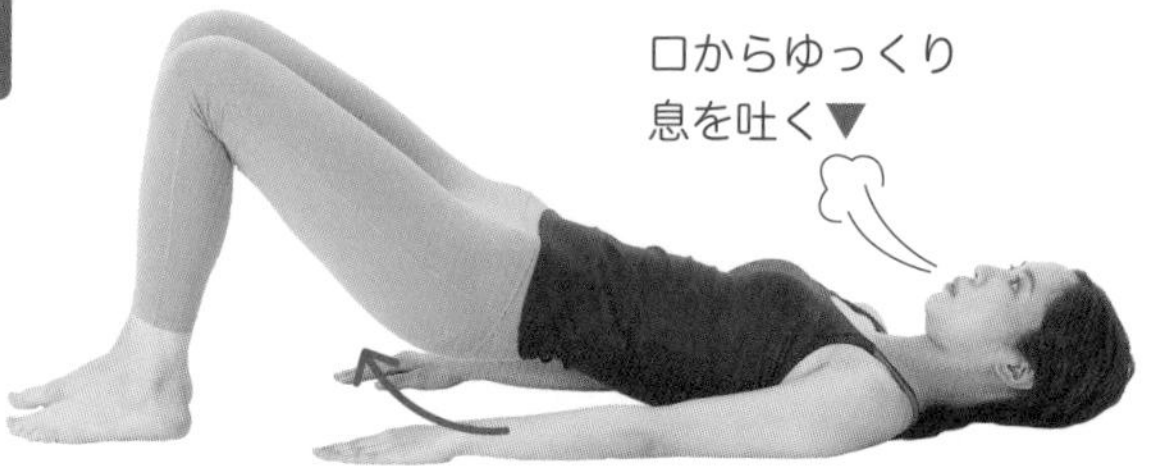

口からゆっくり
息を吐く▼

▲一つひとつの背骨を順番に持ち上げていくイメージで

ゆっくりとお尻を上げる

- ☑口から息を吐きながら、背骨を巻き上げるようにお尻を浮かせます。
- ☑続けて背骨の下側→背骨の上側の順に、ゆっくりと肩甲骨の下側まで持ち上げます。

⚠注意！
骨粗鬆症などの疾患がある方は、必ず医師の確認・許可を得てから行なってください。行なうときは、各人の状態によって加減・調節をしてください。

C

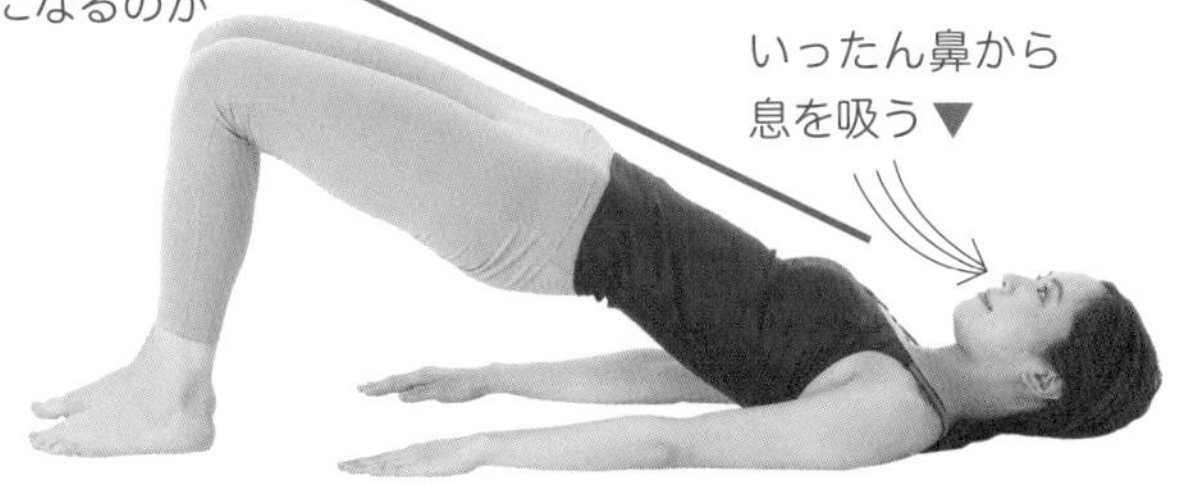
ひざから胸までが
一直線になるのが
理想的
いったん鼻から
息を吸う▼

肩甲骨の下側まで持ち上げ、息を吸う

☑口から息を吐きながら肩甲骨の下側まで持ち上げたら、いったん鼻から息を吸い、骨盤底筋を意識するよう心がけます（意識できなくても結構です）。

D

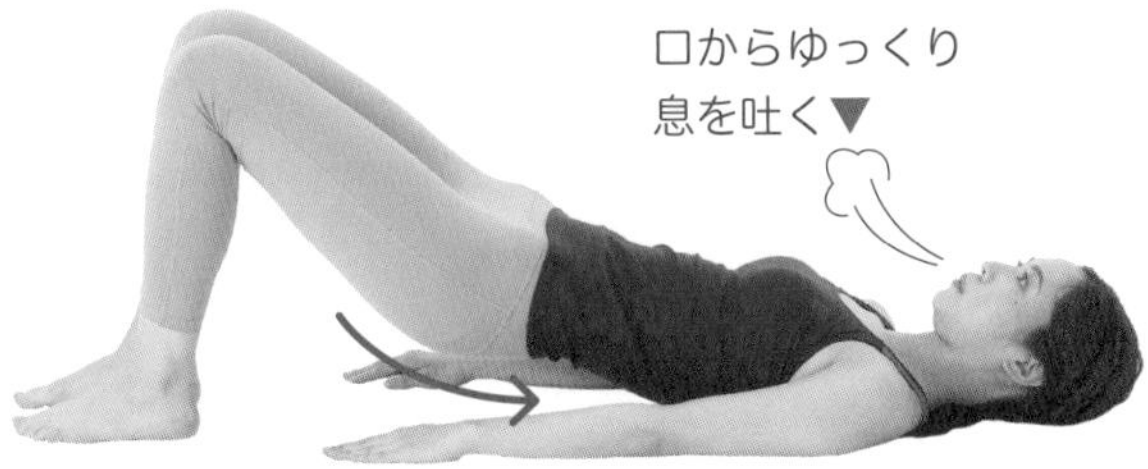
口からゆっくり
息を吐く▼

息を吐きながら、お尻をゆっくり下ろす

☑**B**とは逆の動きで、背骨の上側→背骨の下側→お尻の順番に、ゆっくりと下ろしていき**A**に戻ります。
☑**A**～**D**を3回繰り返します。

E

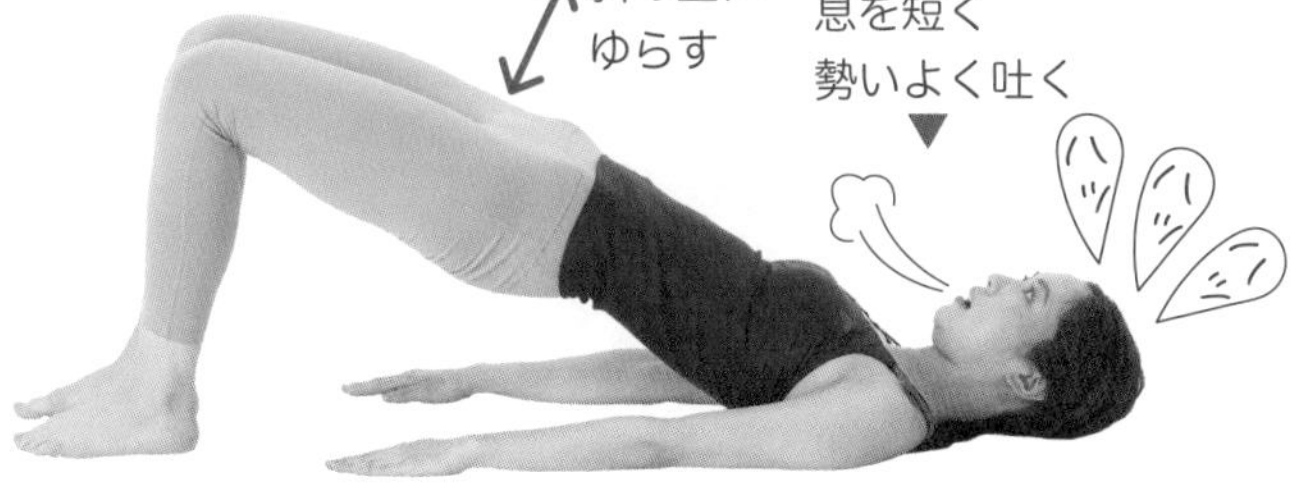
斜め上に
ゆらす
息を短く
勢いよく吐く
▼
ハッ
ハッ
ハッ

短く息を吐きながら、腰を上下させる

☑「ハッ！ ハッ！ ハッ！」と息を口から吐きながら、声に合わせて素早く一気に腰を3回弾むように**D** **E**の姿勢を繰り返し上下させます。

骨盤底筋に効果あり
マーメイド呼吸法

A

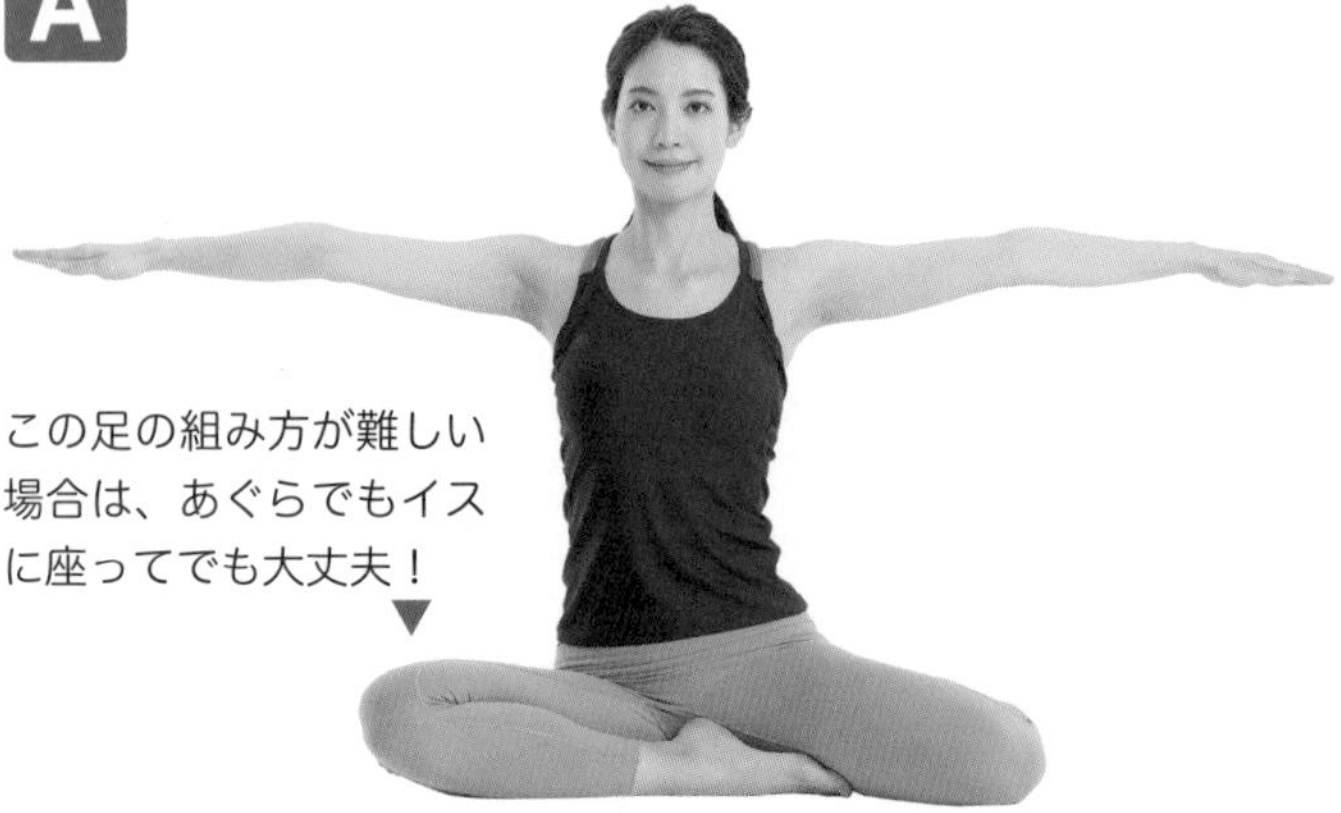

この足の組み方が難しい
場合は、あぐらでもイス
に座ってでも大丈夫！

坐骨を床につけて座り、姿勢を整え両腕を広げる

- ☑右足を前に折り曲げ、左足をうしろに折り曲げて座ります。
- ☑坐骨（骨盤のいちばん下の骨）をしっかりと床につけます。
- ☑体勢が安定したら、両腕を水平に伸ばします。

B

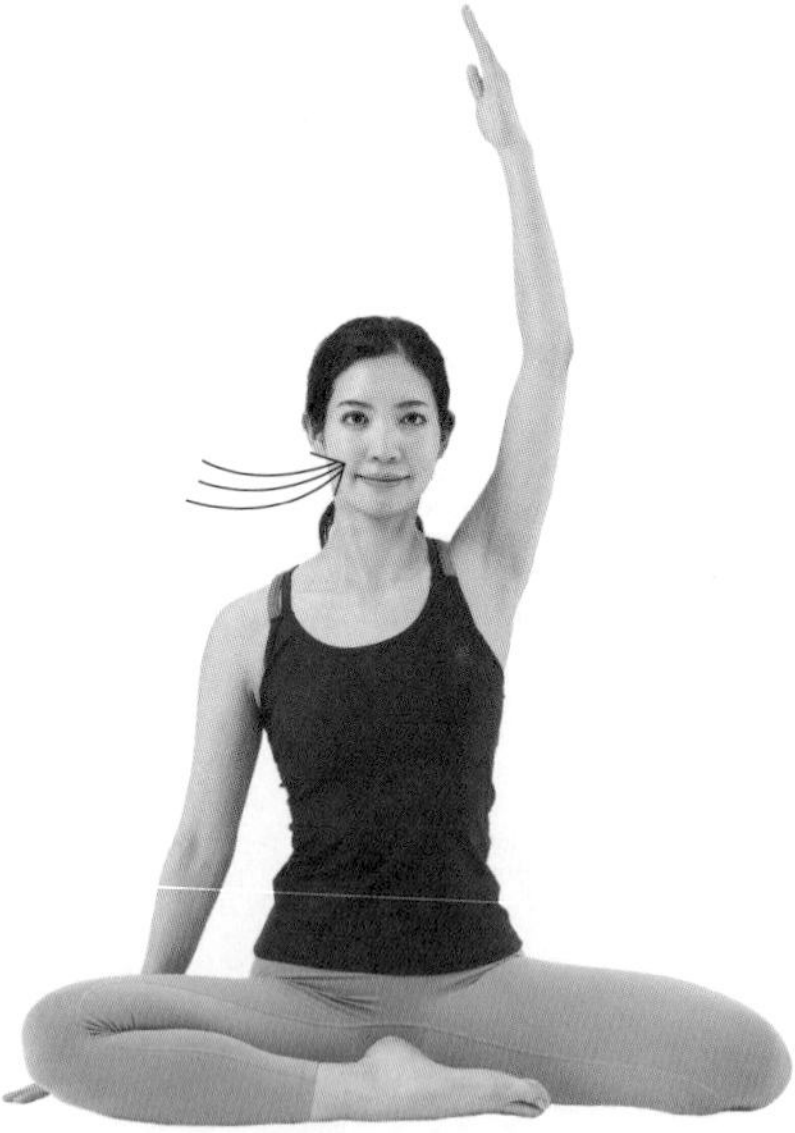

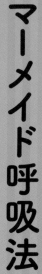

息を吸いながら、片腕を上げる

- ☑鼻からゆっくり息を吸いながら左腕を上に伸ばし、右腕は床に下ろします。

繰り返す回数
左右
3回ずつ

C

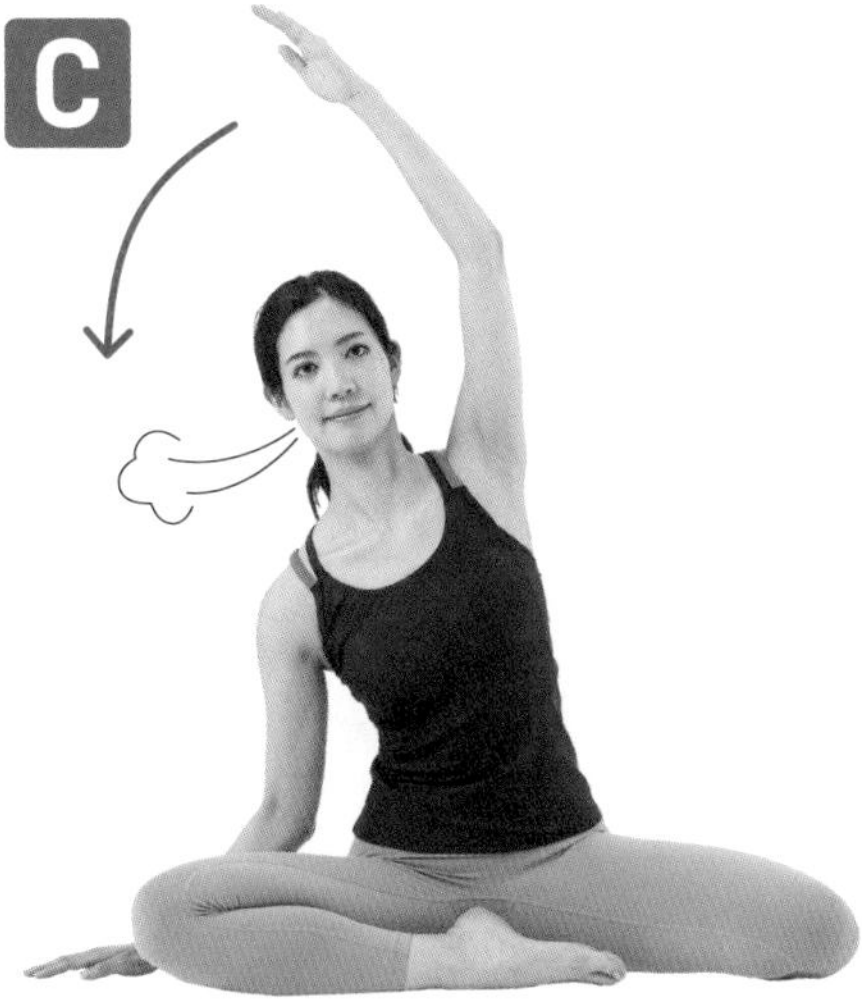

D

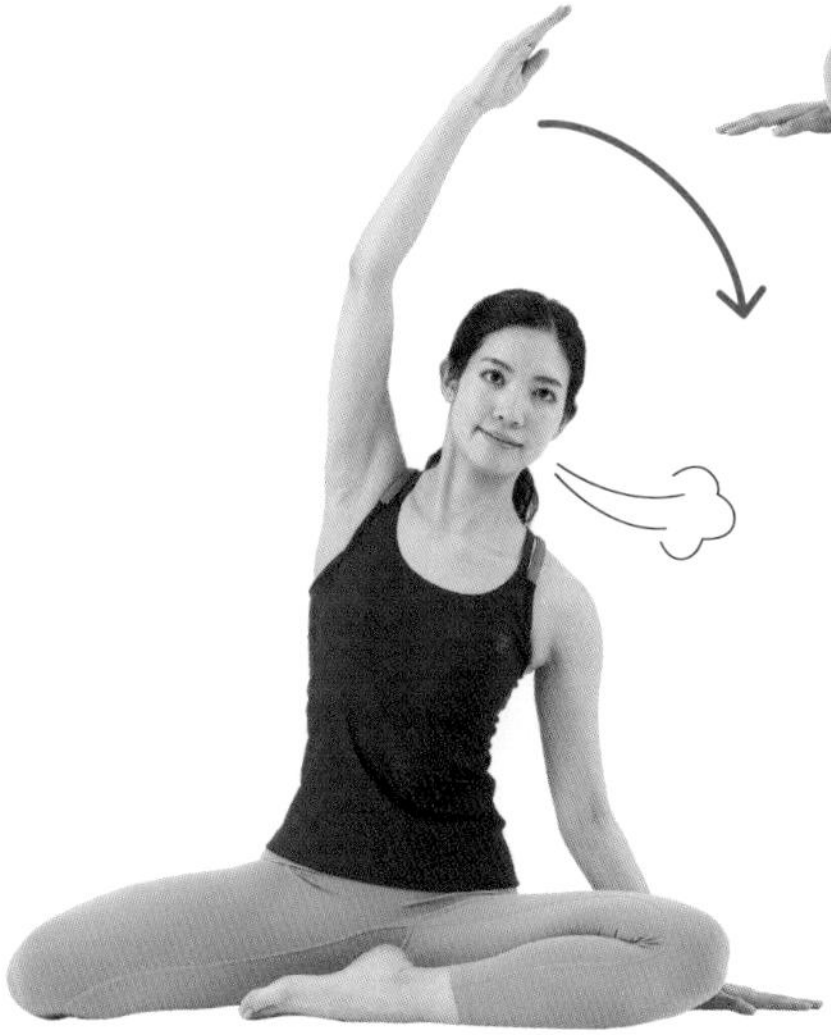

息を吐きながら、上半身を横に倒す

☑口からゆっくり息を吐きながら、上半身を右側にゆっくりと青竹がしなるように倒して（側屈）いきます。
☑ある程度倒したら鼻から息を吸い、ゆっくりとAの姿勢に戻ります。
☑足を組み替えて、反対側も同様に行ないます（D）。

やってみましょう！ スロージョギング＆スキップ

「骨盤バウンド体操」と、それに関連するエクササイズを紹介しましたが、「①反復」「②維持」「③弾む（ゆらす）」という3つの動きの中で、「③弾む（ゆらす）」の動きのときに、「骨盤底筋」にかかる力がもっとも効果的に発揮されます。この動きのことを、「パルス運動」と呼びますが、骨盤バウンド体操のほかにも、「スロージョギング®」や「スキップ」といった身近な動作でも、同様の効果を狙うことができます。

スロージョギング®とは、歩くペース（時速3～5㎞程度）で「歩くようにゆっくり走るジョギング」のことで、福岡大学名誉教授で医学博士の故・田中宏晅《たなかひろあき》先生が考案されたものです。詳しくは、『スロージョギング健康法』田中宏晅（朝日新聞出版社）などをご覧になってください。スキップは、みなさんご存じのとおりだと思いますが、「もう何年もスキップなんてしていない」という方も、きっと多いはずです。無理のない範囲で、たまには思い出してみるのもいかがですか？

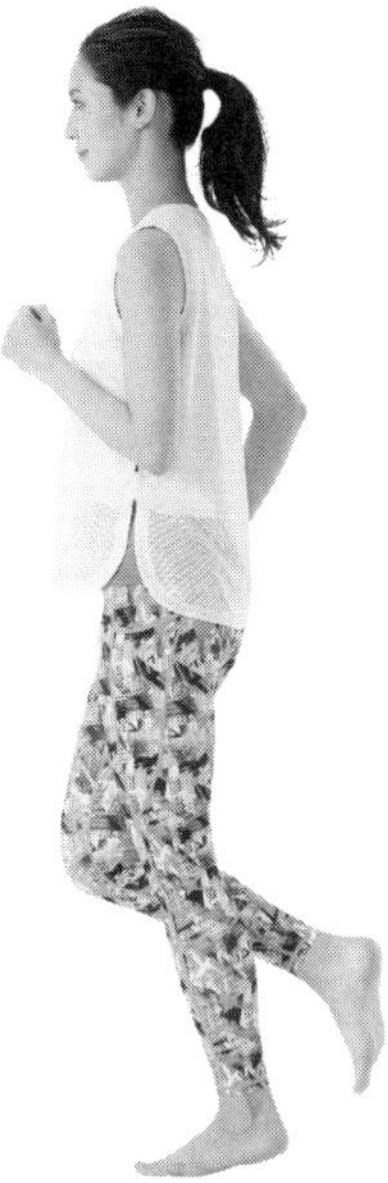

スロージョギング®

ジョギングよりもさらにゆっくり、一緒に行なう隣の人と会話できるくらいのペースで走ります。体に優しいランニング方法として、無理なく気軽に始められ、パルス運動だけでなく、生活習慣病の予防・改善や脳の活性化、心身のリフレッシュなど、さまざまな効果が期待されています。

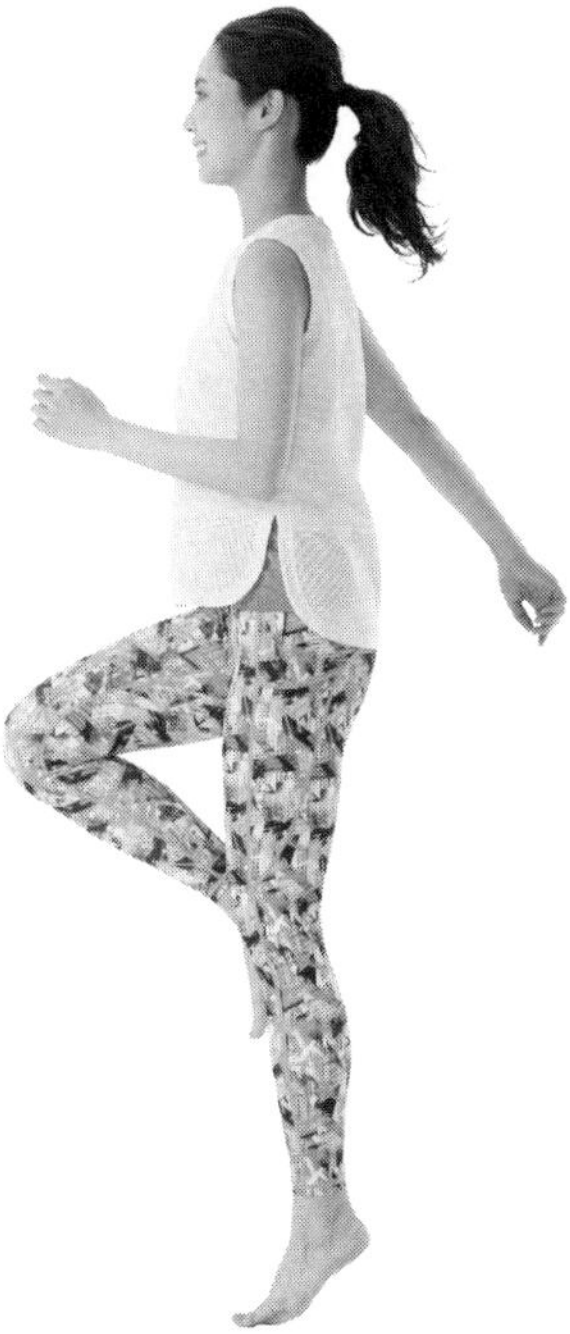

スキップ

みなさんは、どれくらいスキップをしていませんか？　無理はしなくていいので、少しずつ思い出してみてください。スキップにも、パルス運動のほかに、下半身の筋肉の活性化やリズム感の維持、心肺機能の強化など、さまざまな効果が期待できます。また、スキップをすると、なぜか笑顔になってしまうもの。心身のリフレッシュにも効果的です。不安なときは、必ず壁やイスに手を添えて行なってくださいね。

⚠注意！
変形性ひざ関節症などの疾患がある方は、必ず医師の確認・許可を得てから行なってください。行なうときは、各人の状態によって加減・調節をしてください。

column

「ピフィラティス」の由来

「ピフィラティス（PFILATES）」と聞いて、「ピラティス（PILATES」に似ているな」と思われた方も多いのではないでしょうか？

ピフィラティスは、「骨盤底筋を鍛えるピラティス（Pelvie Floor Pilates）」という意味を込めて、命名されました。

ピラティスは、「正しい姿勢と体の使い方を身につける運動法」で、もともとは第一次世界大戦の頃に、リハビリテーションの一環として行なわれた運動療法が基になっています。

ピラティスをきちんと行なった人たちの多くは、ケガが元で起こった障害が早く治るだけでなく、免疫力が向上して風邪などにもかかりにくくなったことから注目され、1980年代頃にはアメリカで、近年では日本でも活用が進み、ピラティスの理論が医療現場では健康増進の目的で、広く活用されています。

私は、日本をはじめとしたアジア圏のおける「ピフィラティス」の普及を自分自身の使命だと考え、一人でも多くの方に知っていただき、実践していただけるよう、活動に努めています。

2013年にクロフォード氏を招いて以来、数多くの指導者養成講座を開催しています。

現在までにピフィラティスの認定資格取得者は日本国内で1300名を超え、医療や介護、リハビリテーションなどのさまざまな現場で活躍しています。

PART 3

骨盤底筋を元気にする毎日の「ちょっとした習慣」

骨盤底筋を鍛えて維持するためのポイント

姿勢をニュートラルに戻す習慣をつけましょう

ＰＡＲＴ１でも説明したとおり、「骨盤底筋」が衰える（ゆるむ）主な原因は、加齢や運動不足、妊娠・出産、女性ホルモンの低下ですが、それらに加えて関わっているのが、「姿勢」と「呼吸」です。どちらも、日常生活の中で絶え間なく行なわれていることですから、この２つを意識するかしないかで、骨盤底筋への影響も変わってきます。

「正しい姿勢」とは、立ったときに耳のうしろの骨の出っぱった部分（乳様突起《にゅうようとっき》）、肩、股関節、ひざ関節、外くるぶし前２㎝のところが一直線に結ばれる姿勢です。壁を背にして、この一直線を意識して立ってみましょう。

この正しい姿勢は、「ニュートラルポジション」とも呼ばれます。日常動作をする際、動きと動きの間に、いったんニュートラルポジションに戻るよう心がけることをおすすめします。

骨盤を垂直に立てましょう

「姿勢」とともに意識したいのが、「骨盤のニュートラルポジション」です。

これは、PART2で紹介した「骨盤バウンド体操」に取り組むときにも意識していただくと、より効果的です。

前項で「姿勢のニュートラルポジション」をお伝えしましたが、骨盤にもニュートラルポジションがあり、それを私は「骨盤トライアングル」と呼んでいます。つまり、左右の腸骨の出っぱり（上前腸骨棘《じょうぜんちょうこつきょく》）と恥骨を結んだ三角形を保つようにするのです（71ページ参照）。

日常生活では、このトライアングルの位置に三角形のお皿が入っていると想像してみましょう。立っているときや座っているときに、このお皿が床に対して垂直になるように、また寝るときには、お皿が床に対して水平になるように心がけてください。

骨盤トライアングルを意識した姿勢を保つことは、最初は少し難しく感じるかもしれませんが、「骨盤バウンド体操」を継続していると、それもラクにできるようになるはずです。

正しい立ち方（姿勢のニュートラルポジション）

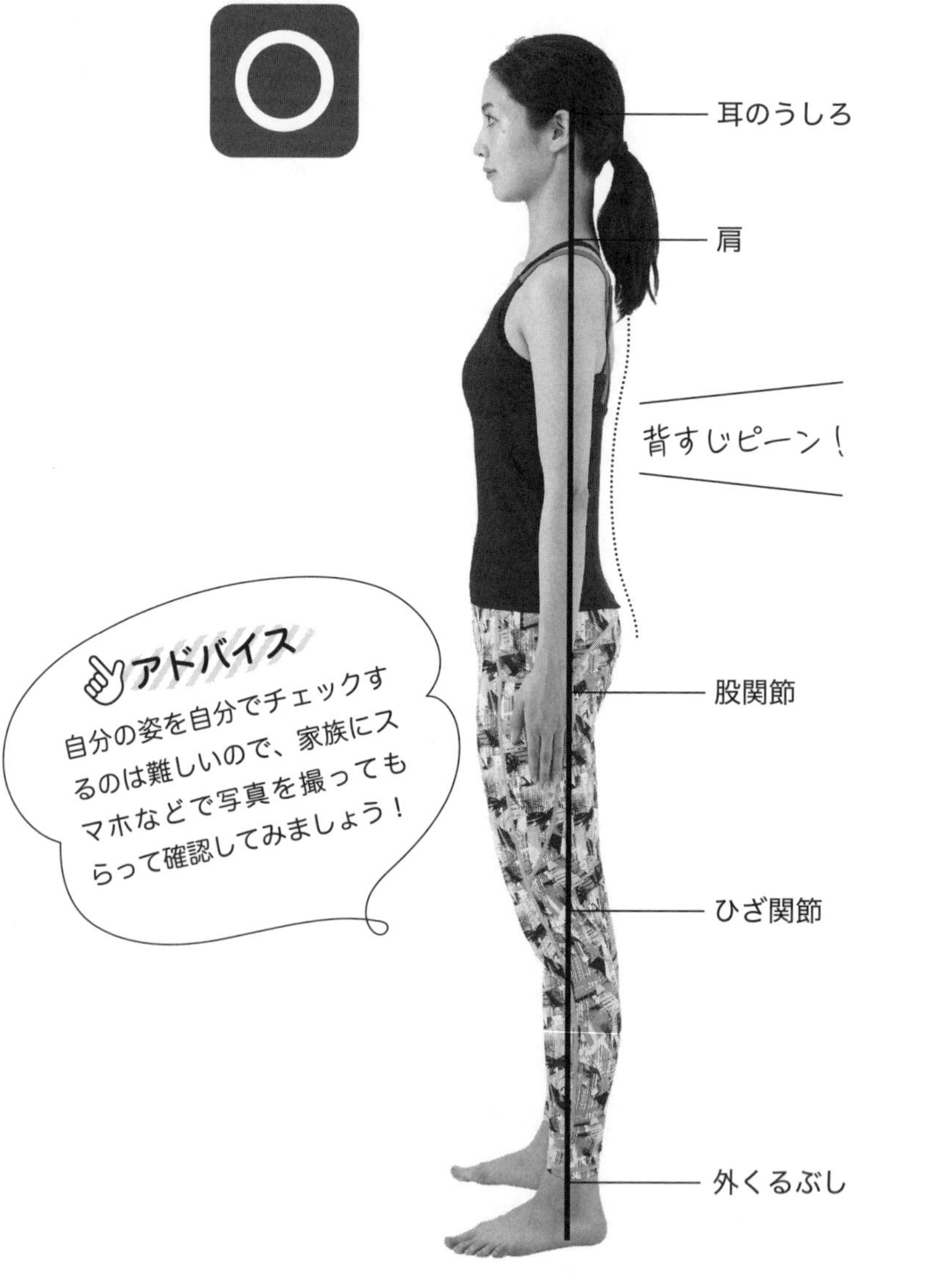
○
耳のうしろ
肩
背すじピーン！
股関節
ひざ関節
外くるぶし
アドバイス
自分の姿を自分でチェックするのは難しいので、家族にスマホなどで写真を撮ってもらって確認してみましょう！

正しい座り方

×

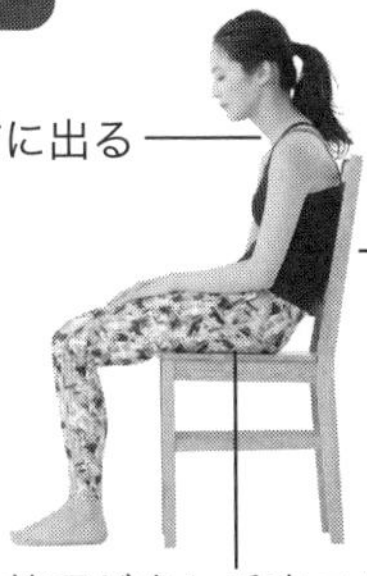
背もたれに
寄りかかる
首が前に出る
骨盤の前面が床と垂直でない

＼こうすれば改善！／

おへそから頭のてっぺんまでをスッと前に出すようにしてイスの背もたれから背中を離し、視線を前に向ける。

○

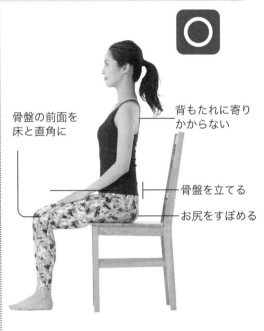

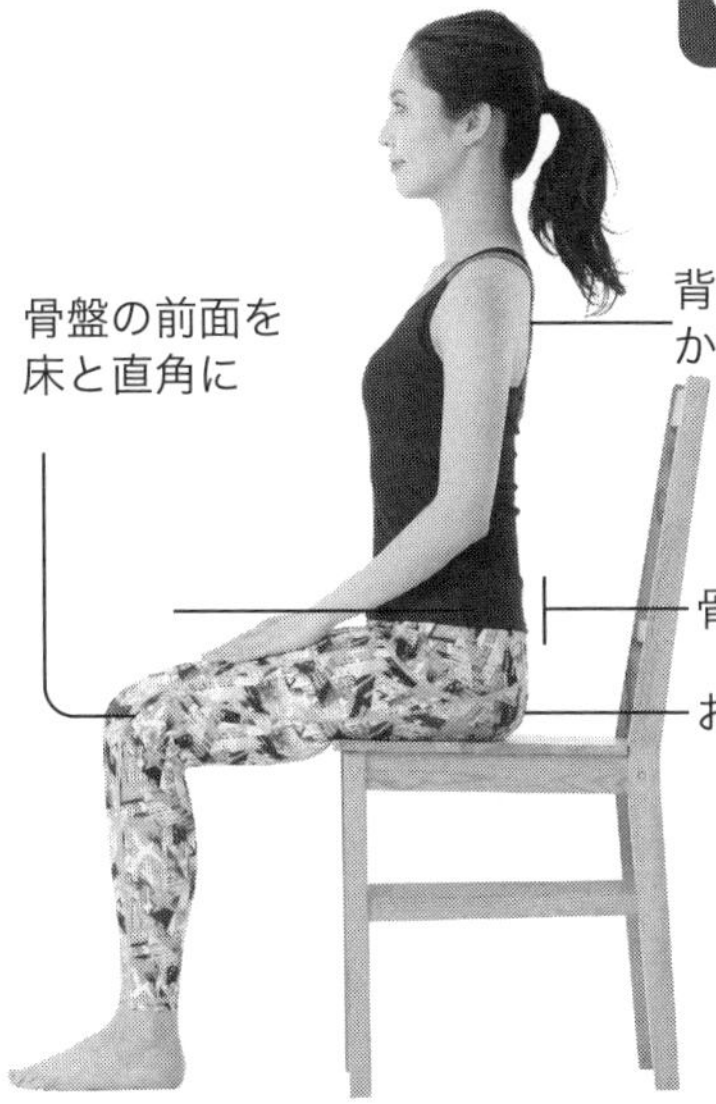
骨盤の前面を
床と直角に
背もたれに寄り
かからない
骨盤を立てる
お尻をすぼめる

骨盤トライアングル（骨盤のニュートラルポジション）

左右の腰骨が出っ張った部分（上前腸骨棘）と恥骨を結んだときに描ける三角形が、床と垂直になっているのが理想です。

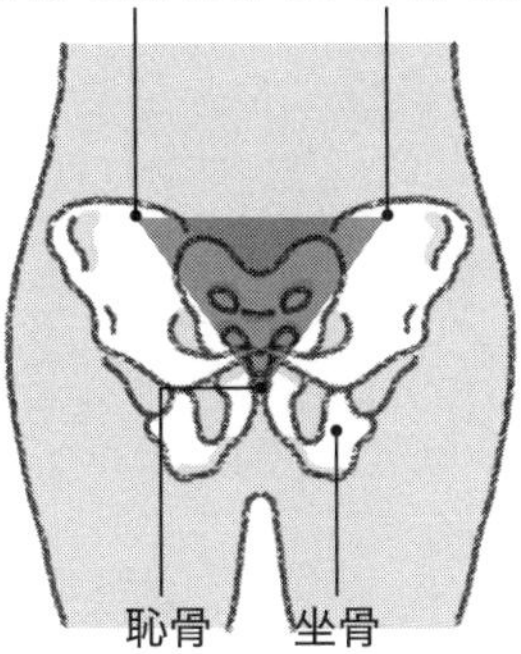
上前腸骨棘《じょうぜんちょうこつきょく》（右）
上前腸骨棘《じょうぜんちょうこつきょく》（左）
恥骨
坐骨

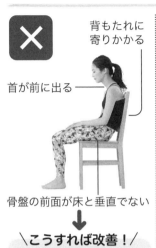

呼吸で骨盤と横隔膜を連動させましょう

ヨガなどでは静止したポーズが多いので、お腹を動かして呼吸することが多いのですが、「骨盤バウンド体操」では、「胸を動かして呼吸をする」ことを意識しましょう。というのも、体をバウンドするので、おなかを引き締めて腰椎と骨盤を安定させて守る必要があるからです。そのようにして骨盤底筋だけでなく、その周辺の筋肉も連動して動かすことで、より効果的に骨盤底筋を鍛えることができます。

息を吸うと、肺が膨らみます。このとき、横隔膜が収縮して下がりますが、それと同時に、骨盤底筋も下がります。反対に、息を吐くと横隔膜と骨盤底筋がともにゆるみ、上がってきます。つまり、丁寧に呼吸をするだけで、骨盤底筋の収縮と弛緩が繰り返され、骨盤底筋の強化とその維持が可能になるのです。

忙しい家事の合間などに、ホッとひと息つく時間がありますよね。そんなときに、呼吸を意識してみたり、立ち上がったときや座ったとき、また、次の動作に移る前にニュートラルポジションと骨盤トライアングルのことを考えてみたり……。そうしたほんの少しの意識で、骨盤底筋は知らずしらずのうちに強化されていきます。

呼吸の仕組み

大きく息を吸う。

大きく息を吐く。

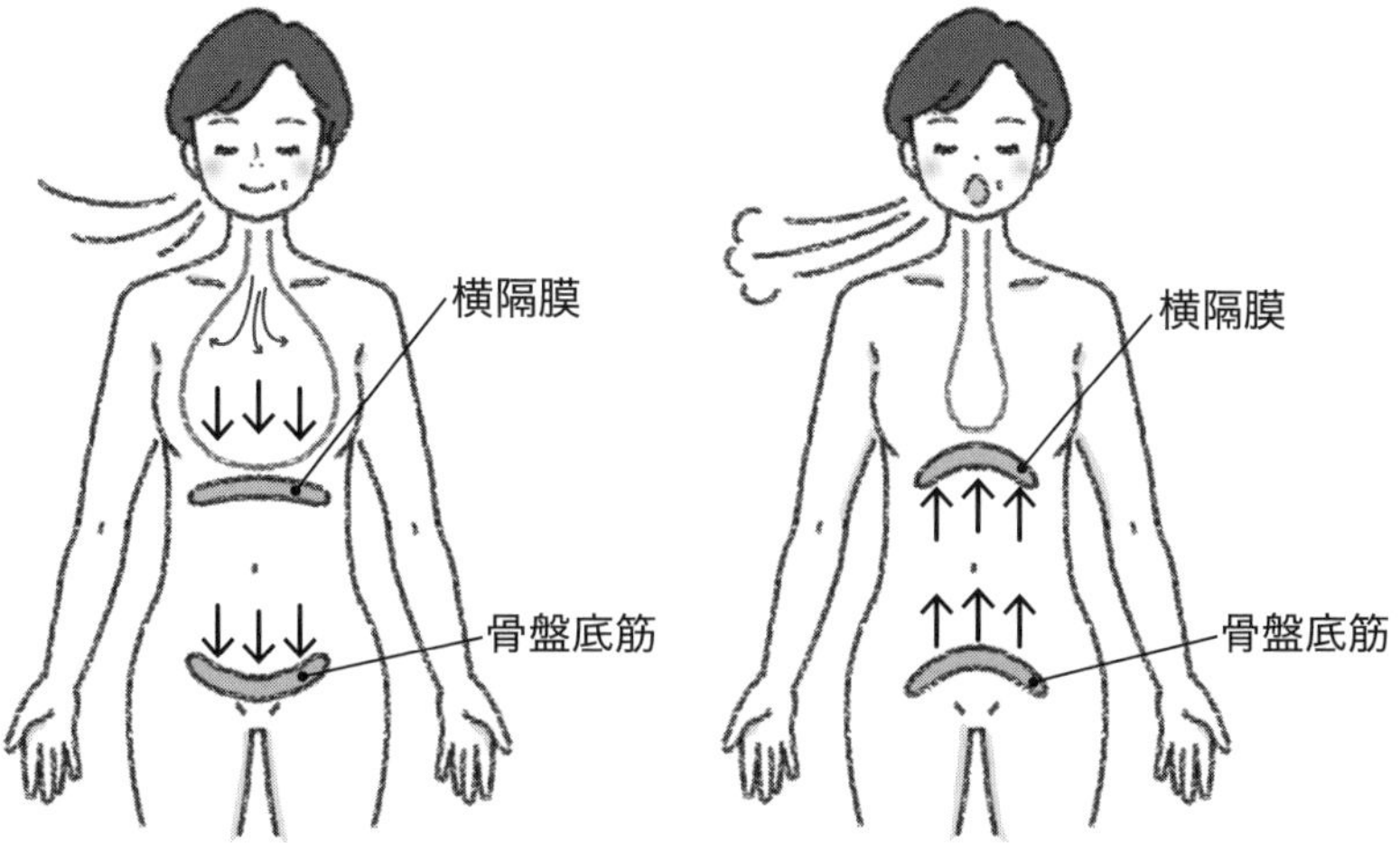

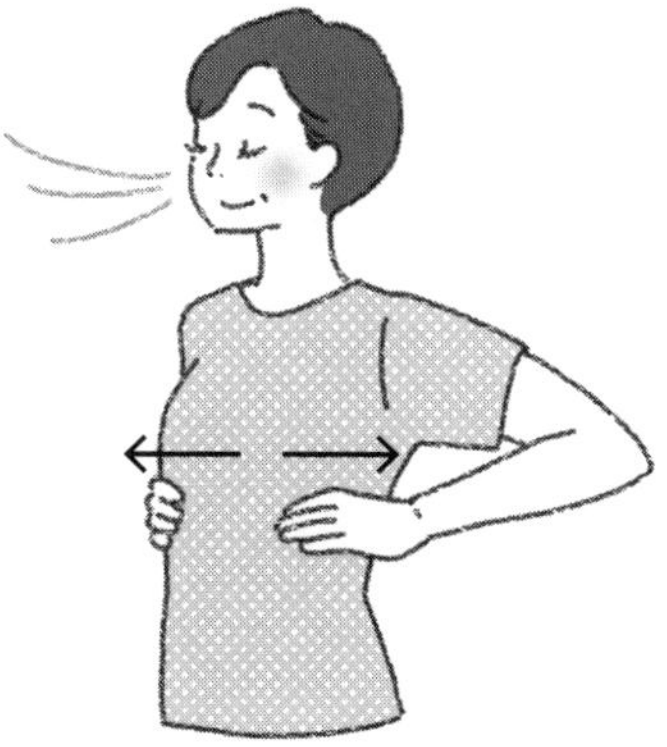

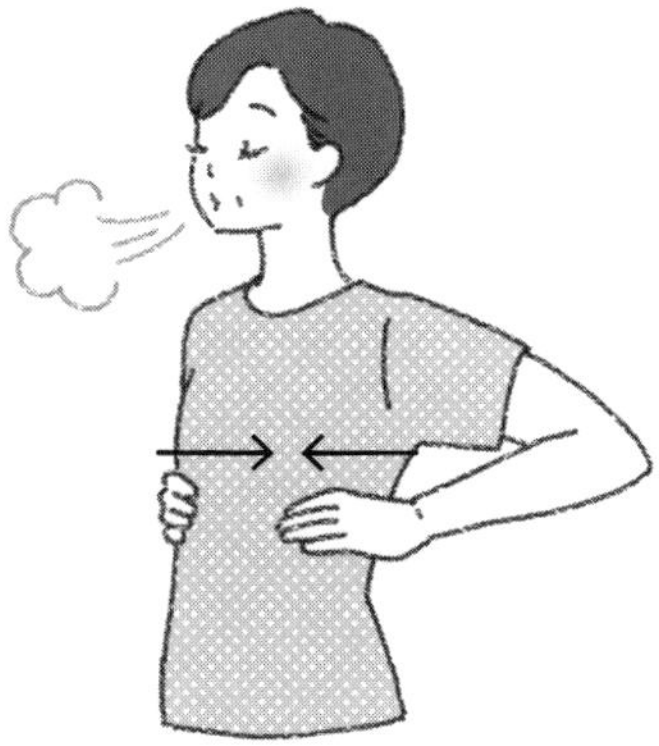

肋骨に手を当てて吸う。手を当てているところの肋骨を膨らませる。

吐きながら軽く手で肋骨を押し戻す。

水分の摂り方には注意が必要

1日1500ミリリットルが目安です

近年、健康志向の高まりからか、水分をできるだけ多く摂ろうとする女性が増えている一方で、尿トラブルを気にして、水分を極端に控えてしまう方も多いようです。

水分は、「適量」を摂ることが大切です。多すぎると頻尿や夜尿症の原因になりますし、少なすぎると血液などの成分バランスに支障を来《きた》し、重篤な場合には、血管内にプラーク（こぶ）や血栓などが生じやすくなってしまうこともあります。

飲料として摂取する場合の1日の適切な水分量は、体重1キログラムにつき20～30ミリリットルです（食物中の水分は含みません）。たとえば、体重が50キログラムの人の適量は、1000～1500ミリリットルとなります。

気候や運動量、食事内容などによって多少の増減はあってもよいと思いますが、ひとつの目安として覚えておいてください。

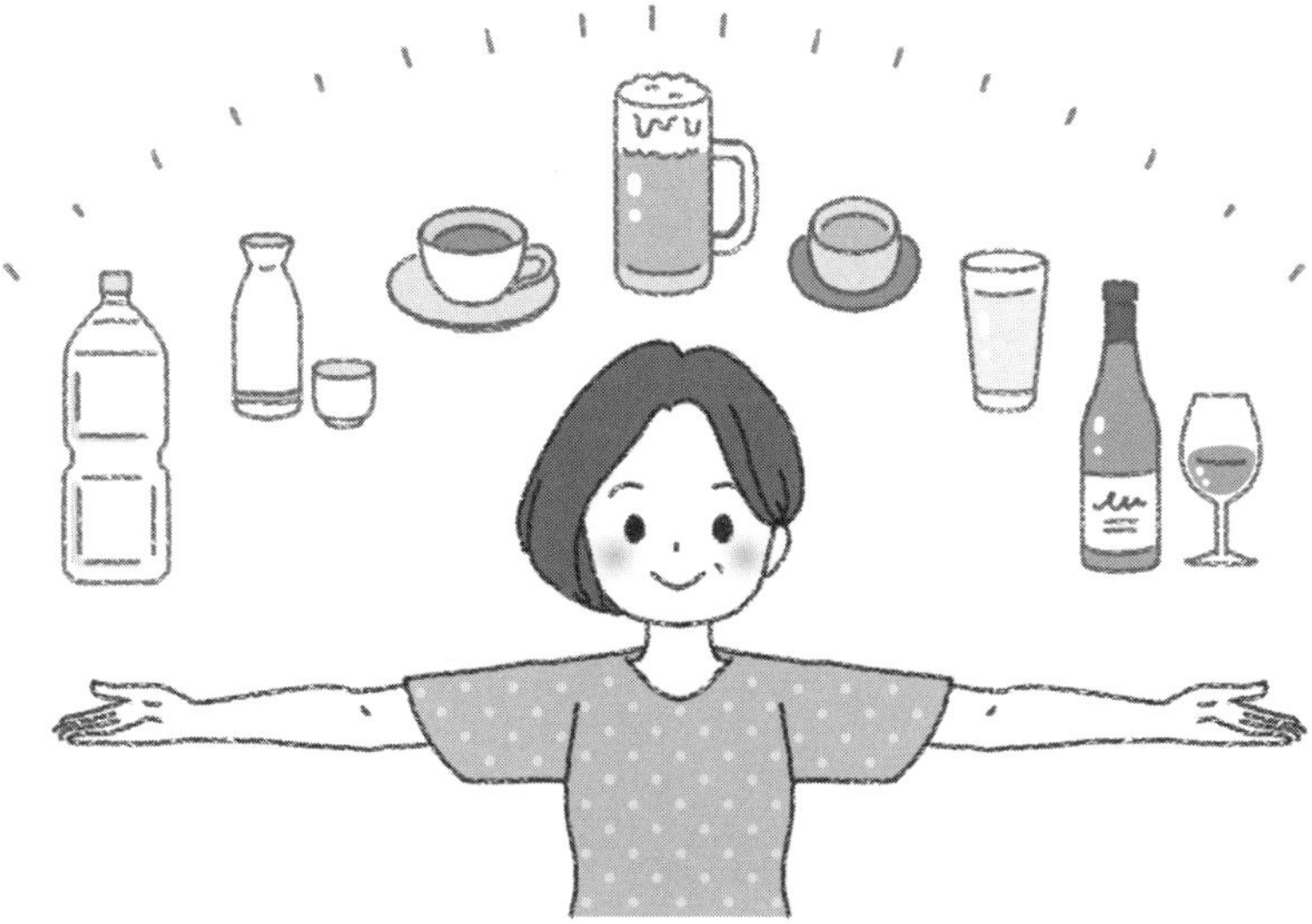

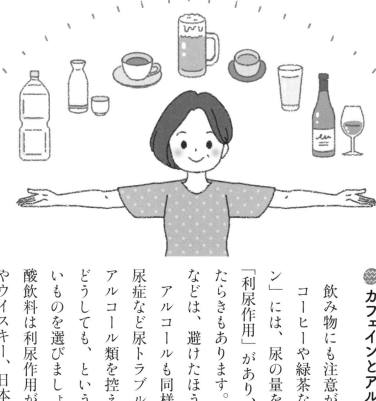

カフェインとアルコールは控えましょう

飲み物にも注意が必要です。

コーヒーや緑茶などに含まれる「カフェイン」には、尿の量を増やし、尿の排出を促す「利尿作用」があり、さらに膀胱を刺激するはたらきもあります。特に外出の前や就寝の前などは、避けたほうがよいでしょう。

アルコールも同様です。頻尿や尿もれ、夜尿症など尿トラブルのある人は、基本的にはアルコール類を控えたほうがよいのですが、どうしても、という場合には、利尿作用の弱いものを選びましょう。ビールやワイン、炭酸飲料は利尿作用が比較的強い一方で、焼酎やウイスキー、日本酒などは比較的弱めです。

夏でも冷たい飲み物はNG。少量・こまめな水分補給を心がけましょう

カフェインを含まず、また、利尿作用の弱い飲み物は、麦茶や昆布茶、柿の葉茶、そば茶、黒豆茶、たんぽぽ茶、ハーブティーなどです。

注意したいのは、「カフェインレス飲料」です。

日本の基準ではカフェインを90パーセント以上取り除いたものを、「カフェインレス」と称することができるのですが、それはつまり、カフェインが完全に除去されているとは限らないことを意味しますから、カフェインレスとはいえ、利尿作用を促してしまう可能性があるのです。

また、冷たい飲み物もおすすめしません。冷感が膀胱に伝わると収縮するため、尿意を感じやすくなってしまいます。特に夏季の暑い日などには、冷たいお茶や炭酸飲料を勢いよく飲みたくなるものですが、そこは堪《こら》えてください。常温の水か白湯を飲むほうが実はスッキリしますし、泌尿器や骨盤底筋への負担も軽減できます。

水分を効率的かつしっかり吸収するためには、一度にたくさんの量を飲むのではなく、少量を定期的に、こまめに摂るほうがよいでしょう。

尿トラブルを予防・改善する食べ方

腹部の脂肪は尿もれを起こしやすくなります

「肥満」と尿トラブルは、実は密接に関係しています。

お腹についた脂肪が膀胱を圧迫し、腹圧性尿失禁が起こりやすくなります。また、「骨盤底筋」が、内臓だけではなく重い脂肪も支えなければならないこととなり、その結果、骨盤底筋に大きな負担がかかることになるのです。すでに説明したとおり、骨盤底筋の衰え（ゆるみ）は、尿トラブルのいちばんの原因です。

肥満の程度を確かめるにはＢＭＩ（体格指数）を目安にしてください。

ＢＭＩは、体重（kg）÷身長（m）÷身長（m）で算出できます。

算出した数値が25以上ある人は、肥満傾向です。少しずつでよいので減量を心がけましょう。

食事制限だけでなく、運動量を少しずつ増やすことをおすすめします。

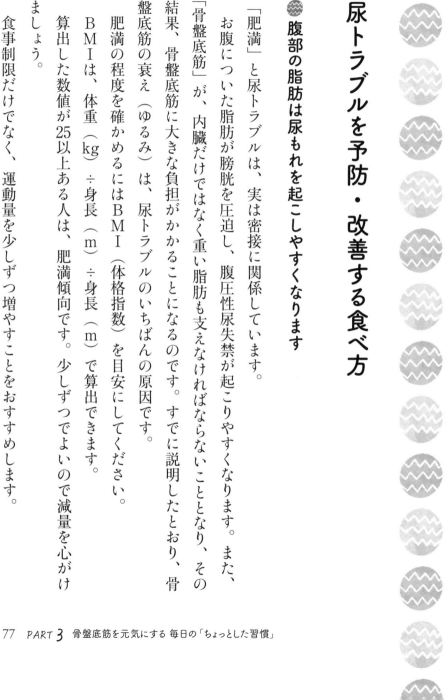

塩分の摂りすぎは夜間頻尿につながります

塩辛いものを食べると、どうしても喉《のど》が渇いてたくさんの水分を摂りたくなりますが、それが多尿、頻尿の原因になってしまいます。夜間頻尿や夜尿症の人は、特に夕食の味つけが塩辛くなりすぎないように気をつけましょう。

塩分を恒常的に摂りすぎると、高血圧の原因となります。実は高血圧も夜間尿量を増やすことがわかっています。血圧が高いと交感神経が優位になりがちとなり、血管や心臓を収縮させるホルモンである「カテコラミン」の分泌が昼間に高値となります。反対に夜間はカテコラミンの分泌が減るのですが、それにより腎臓の血流量が増え、尿量も増えるのです。

厚生労働省の「日本の食事摂取基準」（2020年版）によると、健康的な50歳以上の成人女性の1日の塩分摂取量（食塩相当量）は7・0グラム未満です。一方で、摂取量の中央値は約9グラムです（平成28年国民健康・栄養調査）。食事をつくるたびに食塩量を測る必要はありませんが、全体的な減塩は意識しておいたほうがよいと思います。

毎日の食習慣の中でできる、具体的な工夫の例は、次のとおりです。

- 全体的に薄味を心がける。
- うどんやラーメン、煮物の汁を飲み干さない。
- 味噌汁は1日に1杯程度にしておく。
- 漬物や佃煮、かまぼこやハムなどの加工品を控える。
- ソースやケチャップなどの使用は最小限にとどめる。

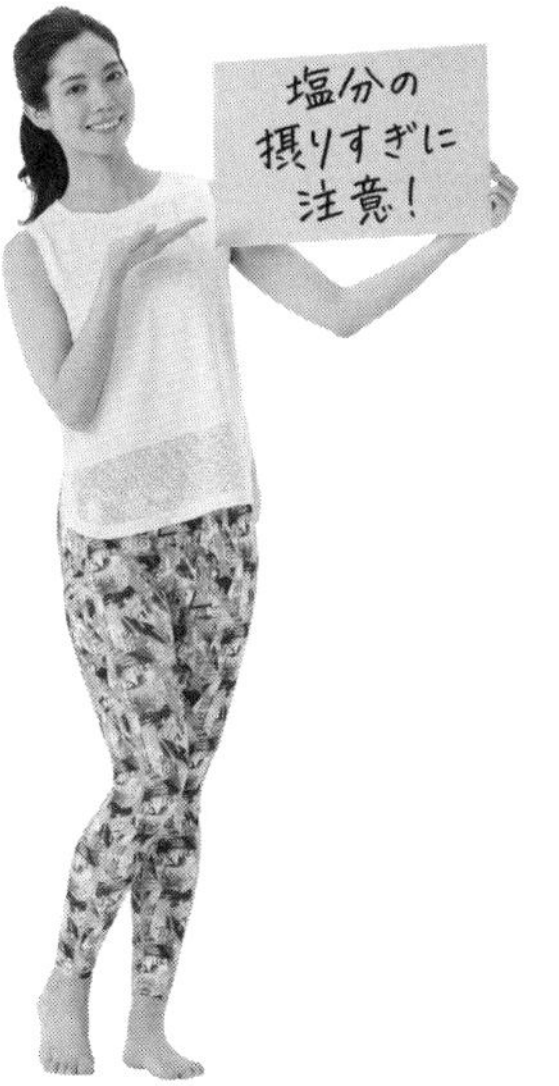

柑橘類には膀胱を刺激する性質があります

頻尿や尿もれの原因のひとつである「過活動膀胱」は、冷えやストレスのほか、食事の影響も大きく受けると言われています。特に膀胱に刺激を与えやすいのは、ワサビや唐辛子などの辛みの強い調味料、グレープフルーツやみかん、レモンなどの柑橘《かんきつ》類《るい》、酢の物など酸味の強い食品などです。これらは膀胱の粘膜に刺激を与え、「過活動膀胱」を引き起こすことがあります。フレッシュな果物はもちろん、ジュースであっても同様の性質がありますから注意が必要です。

また、アミノ酸の一種である「チラミン」も、膀胱を刺激しやすいと言われています。チラミンを多く含む食品の代表格は、チーズです。そのほか、チョコレートやワイン、ビール、ソーセージ、たらこなどが挙げられます。また同じくアミノ酸のうち、「チロシン」も同様です。バナナ、アボカド、りんごなどに多く含まれています。

ただし、これらの食品が必ず膀胱を刺激するかというと、個人差があります。ここで紹介した食品をすべてやめようとするのではなく、実際に食べてみて、やはりトイレが近くなるものがあれば、それを控えるようにすれば充分です。

筋肉はタンパク質でできています

ここまで、避けるべき食べ物ばかりを紹介してきましたが、積極的に摂りたい食べ物もあります。本書で繰り返し説明してきましたが、尿トラブルの多くは骨盤底筋の衰え（ゆるみ）によって引き起こされています。「骨盤バウンド体操」は、骨盤底筋を強化するための運動ですが、それに加えて、良質な筋肉をつくる食べ物を摂取することも、とても大切です。

筋肉の元になる栄養素の筆頭は、なんと言ってもタンパク質です。タンパク質は、体内でアミノ酸となりますが、中でも筋タンパク質合成を促進する効果が高いのが「ロイシン」です。ロイシンは、体内でつくることのできない「必須アミノ酸」ですから、意識して食事から摂ることが大切です。

「ロイシン」が豊富な食材

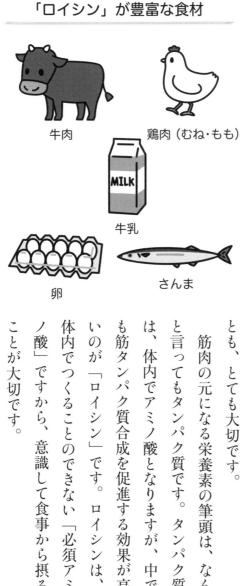

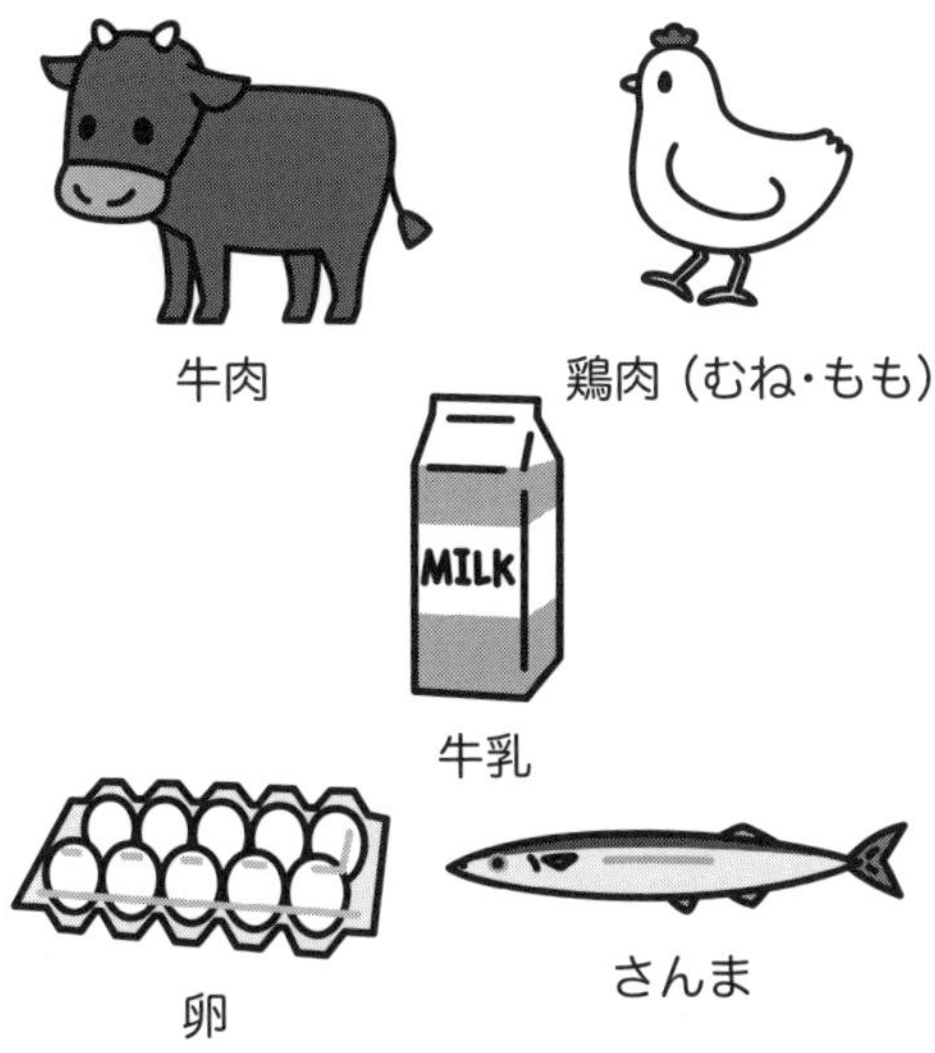

健やかな眠りのための快眠環境

良質な睡眠がいちばんのクスリです

夜間頻尿や夜尿症に悩んでいる人の多くは、眠りが浅い傾向にあるようです。頻尿が夜間だけだったり、ほかに思い当たる症状がなかったりする場合には、尿トラブルというより、「睡眠障害」の一環として頻尿や夜尿症の症状が出ているのかもしれません。

健やかな眠りとは、睡眠時間の長さではありません。自然と眠りに入ることができて途中で目覚めない、そして、スッキリと気持ちよく起床できるのが良質な睡眠です。そのためには、まず起床時間を一定にすることから始めましょう。朝いちばんにカーテンを開け、光を目に入れることで体内時計が整い、ホルモンの分泌や自律神経のバランスも整います。また、寝具や寝間着はいつも清潔にしておきましょう。ちなみに、明かりを消して寝室を暗くして眠るほうが、熟睡できると言われています。

健康づくりのための睡眠指針　— 睡眠12カ条 —

第1条
よい睡眠で、体も心も健康に

- ☑ よい睡眠で、体の健康づくり
- ☑ よい睡眠で、心の健康づくり
- ☑ よい睡眠で、事故防止

第2条
適度な運動、しっかり朝食、眠りと目覚めのメリハリを

- ☑ 定期的な運動や規則正しい食生活は、よい睡眠をもたらす
- ☑ 朝食は、体と心の目覚めに重要
- ☑ 睡眠薬代わりの寝酒は、睡眠を悪くする
- ☑ 就寝前の喫煙やカフェイン摂取を避ける

第3条
よい睡眠は、生活習慣病予防につながります

- ☑ 睡眠不足や不眠は、生活習慣病の危険を高める
- ☑ 睡眠時無呼吸は、生活習慣病の原因になる
- ☑ 肥満は、睡眠時無呼吸症のもと

第4条
睡眠による休養感は、心の健康に重要です

- ☑ 眠れない、睡眠による休養感が得られない場合、心のSOSの場合あり
- ☑ 睡眠による休養感がなく、日中もつらい場合、うつ病の可能性も

第5条
年齢や季節に応じて、昼間の眠気で困らない程度の睡眠を

- ☑ 必要な睡眠時間は人それぞれ
- ☑ 睡眠時間は加齢で徐々に短縮
- ☑ 年をとると朝型化、男性でより顕著
- ☑ 日中の眠気で困らない程度の自然な睡眠がいちばん

第6条
よい睡眠のためには、環境づくりも重要です

- ☑ 自分に合ったリラックス法が、眠りへの心身の準備となる
- ☑ 自分の睡眠に適した環境づくり

第7条
若年世代は夜更かし避けて、体内時計のリズムを保つ

- ☑ 子どもには規則正しい生活を
- ☑ 休日に遅くまで寝床で過ごすと、夜型化を促進
- ☑ 朝目が覚めたら、日光を取り入れる
- ☑ 夜更かしは、睡眠を悪くする

第8条
勤労世代の疲労回復・能率アップに、毎日充分な睡眠を

- ☑ 日中の眠気が、睡眠不足のサイン
- ☑ 睡眠不足は、結果的に仕事の能率を低下させる
- ☑ 睡眠不足が蓄積すると回復に時間がかかる
- ☑ 午後の短い昼寝で眠気をやり過ごし、能率改善

第9条
熟年世代は朝晩メリハリ、昼間に適度な運動でよい睡眠

- ☑ 寝床で長く過ごしすぎると、熟睡感が減る
- ☑ 年齢に合った睡眠時間を大きく超えない習慣を
- ☑ 適度な運動は、睡眠を促進

第10条
眠くなってから寝床に入り、起きる時刻は遅らせない

- ☑ 眠くなってから寝床に就く。就床時刻にこだわりすぎない
- ☑ 眠ろうとする意気込みが頭を冴《さ》えさせ、寝つきを悪くする
- ☑ 眠りが浅いときは、むしろ積極的に遅寝・早起きに

第11条
いつもと違う睡眠には要注意

- ☑ 睡眠中の激しいいびき・呼吸停止、手足のぴくつき・むずむず感や歯ぎしりは要注意
- ☑ 眠っても日中の眠気や居眠りで困っている場合は、専門家に相談

第12条
眠れない、その苦しみを抱えずに、専門家に相談を

- ☑ 専門家に相談することが第一歩
- ☑ 薬剤は専門家の指示で使用

厚生労働省の資料から作成

いちばん大切にしたいのは「生活の質」

状況に応じて尿もれパッドやパンツも活用しましょう

尿トラブルを抱えている人の中には、誰にも相談できず、人知れず悩んでいる方も多いことでしょう。中には、トイレのことを気にするあまり、長時間の移動を伴う旅行や外出、映画やコンサート、さらには友人や知人と会うことすら控えている人がいらっしゃるかもしれません。

尿トラブルはほとんどの場合、「命の危険」は少ないものです。しかし、日常生活には少なからず影を落とし、「QOL（生活の質：Quality of Life）」を低下させてしまうことにもつながりかねません。

みなさんにいちばん大切にしていただきたいのは、ご自身の日常生活の快適さ、「困り感」のなさです。友人・知人と会うとき、旅行や外出のとき、大切な用件で緊張しそうなときなど、「トイレのことが心配だなぁ」と不安になる場合に、躊躇《ちゅうちょ》してやめてしまうのではなく、市販の尿もれパッドやパンツなどの「お助けグッズ」を上手に活用して、毎日の生活を充実したものにしましょう。

近年販売されているものは、機能性が高く、不快な装着感も少ないものですし、ドラッグストアや量販店などで手軽に購入できます。対面での購入に気おくれしてしまうなら、インターネットや宅配サービスなどを利用するとよいと思います。

生理用ナプキンの代用はおすすめしません

尿もれなどが軽い場合、生理用ナプキンで代用してしまう方もいらっしゃると思いますが、あまりおすすめできません。

生理用ナプキンは経血を吸収しやすい構造になっており、尿はそれほど吸収できないのです。ナプキンの表面に尿が残って肌荒れの原因になるほか、細菌が繁殖し、膀胱炎の原因になることもあります。尿もれパッドであれば、尿特有のアンモニア臭も吸収するようにつくられています。

また、吸収した尿の量が少量であっても、パッドはトイレのたびに交換しましょう。長時間の使用や「使い回し」も、肌荒れや膀胱炎などの原因となります。

こんなときに助かる！　とっさのときの「尿もれ回避術」

1　さっきトイレに行ったばかりなのに……（突然の尿意に襲われたとき）

自家用車や公共交通機関などを利用しているときに突然の尿意に襲われたとしたら、とても焦ってしまいますね。そんなとき、まずは、尿意やトイレとは「別のこと」を考えるなどして、気を逸《そ》らせるのがいちばんの方法です。「それでもダメ！」というときは、肛門と膣をギューッ、ギューッと締めたりゆるめたりすると、尿意が少しおさまることがあります。

ポイントは、あせらず、ゆっくりと行なうことです。肛門と膣を締めたら、「1、2、3、4、5」とゆっくりカウントし、またゆるめて5カウント、というようなイメージです。

この運動は、専門的には「会《え》陰《いん》排尿《はいにょう》筋《きん》抑制《よくせい》反射《はんしゃ》」と言い、膀胱の収縮を一時的に抑えることで、尿意を低下させるはたらきがあります。

2 咳やくしゃみをしたらもれそう……（腹圧による尿もれを防ぐ）

咳《せき》やくしゃみをしたり、大声で笑ったり、あるいは、子どもを抱き上げたりするときなどに、少量の尿もれがあるのは、「腹圧性尿失禁」です。どんな動作のときに尿もれが起こりやすいかを知っておけば、できるだけその姿勢を取らないようにして予防もできますが、咳やくしゃみなどは、さすがに難しいですよね。

そんなときは、咳やくしゃみが「出そうだ」と感じたときに、ギューッと意識的に膣を締めましょう。イメージとしては、膣部分を上に引き上げる感じです。幼い子どもを抱き上げる前や重いものを持つ前なども同様にすると、尿もれを防ぐことができます。

PART2（42ページ）で「速筋《そくきん》」と「遅筋《ちきん》」について説明しましたが、速筋を鍛えるには、筋肉を一気に収縮する動きを繰り返すことが大切でしたね。就寝前などに仰向けに寝転がって、「2秒締めて5秒脱力」のサイクルを、リズムよく20回程度行なうことを習慣化すると、「骨盤底筋」の「速筋」が鍛えられますので、「いざ！」というときにも役立つでしょう。

3 もうトイレまで間に合わない！（尿意を抑える）

尿意を催してトイレに向かっていると、どんどん意識が尿意に集まってしまい、便座に座る前に尿もれを起こしてしまうことがあります。また、水がチョロチョロ流れる音を聞くだけで尿意が増すこともあります。

そんなときでも、あせってはいけません。尿意には必ず波があり、強まったり弱まったりするものです。尿意を感じた途端に急いでトイレに向かうのではなく、一度立ち止まって深呼吸して、先に紹介した「肛門と膣を締める運動」をしてみましょう。落ち着いてみると、尿意も少しは低下していることでしょう。

また、注意したいのが、「前屈みの姿勢」です。トイレに行きたくなると、腰を屈めた前屈みの姿勢になったり、座っている場合には前屈の姿勢をとったりしてしまうことがありますが、それはむしろ逆効果です。お腹に圧力がかかり、尿もれしやすくなってしまいます。尿意がどんどん増してくるのは「もらしてしまったらどうしよう！」という心的要因も大きいと考えられます。まずは景色を眺めたり鼻歌を歌ったりして意識を尿意から逸らし、落ち着くことが大切です。

PART 4

尿トラブルの「受診」と「治療」

セルフケアでの改善が難しければ医療機関へ

軽症のうちに受診しましょう

軽度の尿もれや頻尿・夜尿症であれば、本書で紹介する「骨盤バウンド体操」や生活習慣の改善といったセルフケアで、症状が予防・改善できることが期待できます。

しかし、そうしたセルフケアだけではよくなった実感が得られない、あるいは症状が徐々に悪化しているといった場合は、迷うことなく医療機関で受診しましょう。

症状の進行がセルフケアの範疇《はんちゅう》を超えているのかもしれませんし、背後に深刻な病気が隠れている可能性も否定できません。尿トラブルも別の病気も、早期発見が大切ですから、セルフケアを続けると同時に、医療機関にかかってもよいと思います。

大切なのは、手遅れになる前に医師に診《み》てもらうことです。「尿もれくらいで……」「恥ずかしいから……」と先送りにせずに、「ちょっと相談してみようかな」というくらいの軽い気持ちで大丈夫です。

受診するのは泌尿器科です

尿トラブルの相談には、一般的には泌尿器科へ行きましょう。軽症であれば内科でも診療できますので、まずはかかりつけの内科で相談してもいいですね。

また近年、女性だけを対象にした「女性泌尿器科」、あるいは「ウロギネ外来」と呼ばれる診療科もあります。ウロギネとは泌尿器科（Urology）と婦人科（Gynecology）を合わせた造語で、両方の専門医が診察をします。

さらに、尿失禁外来、コンチネンス外来（排尿障害専門外来）など、尿トラブルに特化した診療科も開設されています。

初めて訪れる場合には電話をかけるなどして、ご自身の症状についての診察が可能かどうか確かめましょう。

また、「パーキンソン病や糖尿病、脊柱管狭窄症などの持病がある」「脳卒中などの脳血管障害を起こしたことがある」「子宮がんや直腸がんの手術経験がある」という方の尿トラブルについては、まずはかかりつけ医に相談するようにしてください。それら既往症との関わりが懸念されます。

医療機関での検査と治療

問診から診断までの流れ

泌尿器科での一般的な診療の流れは、次のとおりです。

①受付 → 診察を受ける前に、問診票にそのときの症状や過去の病歴、治療歴などを記入します。出産歴なども記入します。

②問診 → 医師による問診を行ないます。受付で記入した問診票に沿って、質問や診察を行ないます。

③検査 → 検尿と血液検査のほか、必要に応じて腹部超音波（エコー）検査、腎臓のレントゲン撮影、尿量の検査などを行ないます。検尿は必ず行ない、潜血や尿タンパクがないかを確認します。

④診断 血液検査等の結果が出てから、それらをもとに診断します。状況によっては、精密検査を行なうこともあります。

「排尿日誌」をつけておきましょう

問診の際、頻尿の場合には「1日に何回くらいトイレに行くか」、尿もれの場合には「どのようなときにもれるのか」、また「尿もれの量はどのくらいか」、夜尿症の場合には「いつからなのか」「どの程度なのか」、あるいは「睡眠の状況」などが尋ねられます。これらの項目については、あらかじめメモしておくなどの準備をしましょう。

また、「お薬手帳」も必須です。服用している薬が尿トラブルを引き起こしている場合があるからです。

可能であれば、医療機関を訪ねる前に2~3日分の「排尿日誌」をつけて持参するのがおすすめです。「排尿日誌」とは、日々の排尿の時刻や量、水分の摂取量を記入しておくものです。受診後、医師に「排尿日誌」をつけるよう指示されることも多いので、事前に取り組んでおくと、診断までがさらにスムーズです。

「排尿日誌」は、自分の排尿の状況を正しく把握できるとともに、何気なく摂っている水分量や尿トラブルの実情も明確になります。セルフケアに取り組む際にも、定期的につけるようにすると、ケアの効果が目に見えてわかるので、おすすめです。

「排尿日誌」をつけてみましょう

用意するもの

□排尿日誌記録用紙
（98～99ページのシートをコピーしてください）
□計量カップ
（500ミリリットル程度。50ミリリットルごとの目盛りがあるもの）

手　順

起床から就寝までのすべての排尿と、飲んだものの量を記入します。
夜間頻尿がある場合には、翌朝までを1日分として記入します。
記入項目は次のとおりです。

①日付と起床時刻・就寝時刻

夜間頻尿の場合にはベッドに入った時間を就寝時刻として記入します。

②排尿時刻

排尿のたびに時刻（5分単位）を記入します。

③排尿量

計量カップに排尿し、量を測ります。

④尿もれや失禁の有無

尿もれや失禁があった場合、その時間に○をつけます。「重いものを持ち上げた」「くしゃみをした」など、そのときの状況もメモしておきます。

⑤水分摂取量

水やお茶、お酒など、飲んだものと時刻を記入します。食事の際の汁物も記入します。普段使うお椀やカップなどの容量を事前に測っておくと便利です。

⑥回数と排尿

1日分の記入が終わったら、排尿回数と総量を記入します。

⑦その他

生理中、薬の種類と量、体調、尿について気づいたことなどもメモしておくと、参考になることがあります。

	時間	排尿 （○印）	尿量 （mL）	もれ （○印）	メモ（飲料水・尿意切迫感など）
11	19時00分	○	80 mL	○	
12	20時15分	○	110 mL		
13	21時00分	○	80 mL		
14	21時45分		mL		水 120mL
15	22時00分	○	100 mL		
16	23時00分	○	80 mL		就寝
17	3時10分	○	120 mL	○	間に合わなかった
18	時 分		mL		
19	時 分		mL		
20	時 分		mL		
21	時 分		mL		
22	時 分		mL		
23	時 分		mL		
24	時 分		mL		
25	時 分		mL		
	計	13 回	1445 mL		

翌日の 5 月 12 日の起床時間：午前・午後 7 時 0 分

（日本排尿機能学会の資料から作成）

（記入例）

排尿日誌

Bladder diary

5月／11日

起床時間：7 時 00 分

就寝時間：23 時 00 分

memo その日の体調など気づいたことなどがあれば記載してください。

夜中、トイレに間に合わなかった。

7 時から翌日の 7 時までの分をこの１枚に記録してください。

	時間	排尿（○印）	尿量（mL）	もれ（○印）	メモ（飲料水・尿意切迫感など）
1	7時05分	○	210 mL	○	
2	7時30分		mL		水 100mL　コーヒー 200mL
3	8時40分	○	120 mL		
4	9時30分		mL		水 150mL
5	10時05分	○	130 mL		
6	12時30分	○	80 mL	○	切迫感あり
7	13時00分		mL		お茶 150mL
8	14時15分	○	120 mL		
9	15時30分	○	80 mL		
10	17時45分	○	135 mL		

	時間	排尿（○印）	尿量（mL）	もれ（○印）	メモ（飲料水・尿意切迫感など）
11	時　分		mL		
12	時　分		mL		
13	時　分		mL		
14	時　分		mL		
15	時　分		mL		
16	時　分		mL		
17	時　分		mL		
18	時　分		mL		
19	時　分		mL		
20	時　分		mL		
21	時　分		mL		
22	時　分		mL		
23	時　分		mL		
24	時　分		mL		
25	時　分		mL		
	計	回	mL		

翌日の____月____日の起床時間：午前・午後____時____分

（日本排尿機能学会の資料から作成）

排尿日誌

Bladder diary

月 / 日

起床時間：＿＿＿時＿＿＿分

就寝時間：＿＿＿時＿＿＿分

memo その日の体調など気づいたことなどがあれば記載してください。

＿＿時から翌日の＿＿時までの分をこの1枚に記録してください。

	時間	排尿（○印）	尿量（mL）	もれ（○印）	メモ（飲料水・尿意切迫感など）
1	時　分		mL		
2	時　分		mL		
3	時　分		mL		
4	時　分		mL		
5	時　分		mL		
6	時　分		mL		
7	時　分		mL		
8	時　分		mL		
9	時　分		mL		
10	時　分		mL		

やってみましょう「膀胱トレーニング」

診断がつくと、必要に応じて治療が開始されます。尿トラブルの改善には、薬物療法とともに運動療法が行なわれることが多くあります。本書でも紹介した「ケーゲル体操」や「ピフィラティス（骨盤バウンド体操）」などの骨盤底筋を強化するエクササイズとともによく提案されるのが、「膀胱トレーニング」です。

「膀胱トレーニング」とは、膀胱の柔軟性を取り戻し、尿をしっかり溜められるようにする訓練です。簡単に言うと、「尿意を我慢する練習」ですね。

頻尿の方は特に頻繁にトイレに行くことが習慣になっていると思いますが、尿意を感じたら、まずは1～2分の我慢からはじめ、徐々に5分、10分と延ばしていきます。目標としては、60～90分程度我慢ができれば、自信が持てるようになると思います。

ただし、「膀胱トレーニング」は、そうすることで症状の予防・改善が見込める場合のみの方法です。我慢しすぎて症状が悪化してしまっては、本末転倒です。「膀胱トレーニング」を行なうときは、医師と相談のうえ、その指示に従ってください。

やってみましょう！ 膀胱トレーニング

STEP 1 自分の排尿間隔を知る

排尿日誌で自分の排尿間隔を把握しましょう。排尿間隔が３～４時間になることを目標にして、短時間我慢することからスタートしましょう。

STEP 2 尿意を我慢する

尿意を感じたら、落ち着いてイスに座るなどして、おならを我慢するようにして尿道括約筋を締めます。初めのうちは１～２分でよいでしょう。

STEP 3 トイレに行く（排尿する）

目標の時間（初めのうちは１～２分）が経ったら、トイレに行きます。便座に座るまでにもれるほどまで我慢しすぎないように注意しましょう。

STEP 4 我慢する時間を延ばす

１～２分から５分、10分……、と我慢する時間を徐々に延ばします。60～90分我慢できるようになると、自信が持てるようになるでしょう。

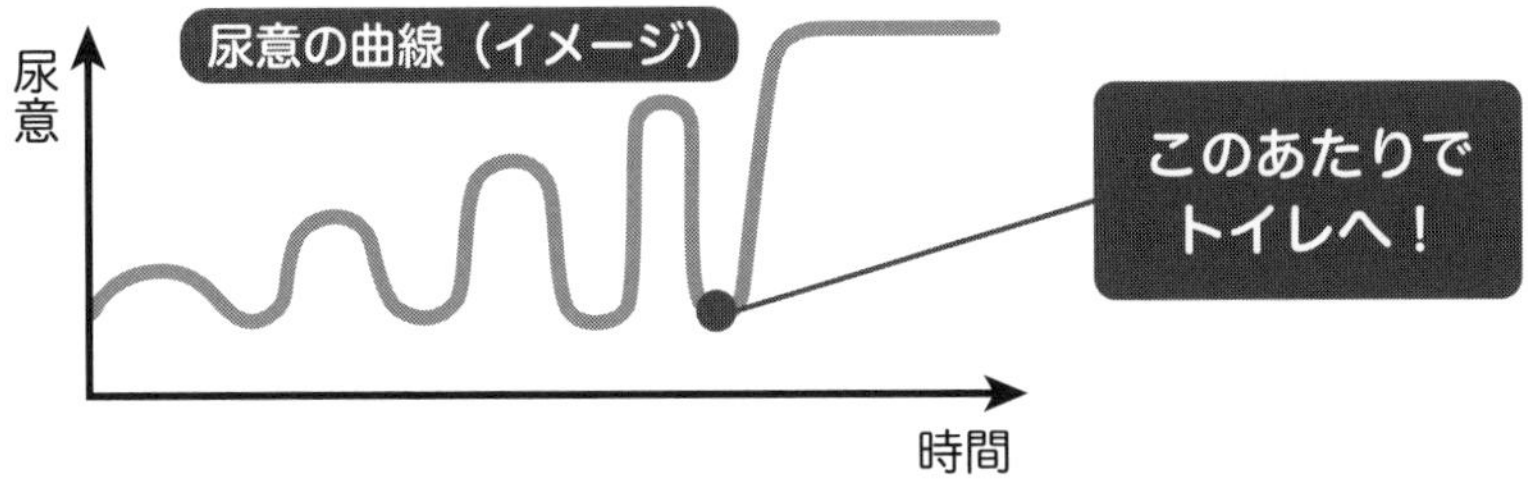

薬物療法①——選択肢は豊富。ライフスタイルに合わせて選びましょう

医療機関では、運動療法とともに薬物療法が採用されることが大半です。一般に、「切迫性尿失禁」には抗コリン薬やβ_3作動薬、「膀胱炎」には抗生剤が用いられます。

抗コリン薬は、膀胱の副交感神経に働きかけ、過剰な収縮を抑える薬です。膀胱の過活動を抑え、充分な量の尿を溜められるようにします。とてもよく効く薬で、おおむね服用開始から1週間ほどで効果が見られるとされます。副作用としては、抗コリン薬が膀胱以外にも作用することにより、喉《のど》の渇きや便秘のほか、尿が出にくくなることが稀《まれ》にあります（閉尿《へいにょう》）。そうした場合は、吸収速度が比較的ゆるやかな貼り薬が代わりに処方されることもあります。

一方、β_3作動薬は、交感神経に働きかける薬です。頻尿や尿もれを防ぐには、膀胱を広げ、尿道を閉じなければなりません。膀胱は交感神経が優位になるとゆるむので、β_3作動薬でここに働きかけ、膀胱の筋肉をゆるませると尿道が縮み、尿の出口が閉じられるということになります。こちらも効果は約1週間で表れるとされており、また、抗コリン薬にくらべて副作用が少ないと言われています。

尿トラブルで処方される薬の中には、継続して服用するものもあれば、外出時だけ、あるいは特定の季節だけなど、タイミングや時期を絞って服用するものもあります。選択肢は幅広くあるので、ライフスタイルを考慮しつつ、医師と相談してください。

薬物療法②――漢方薬やサプリメントも選択肢に

「（西洋医学の）お薬を飲むのはちょっと……」という方には、漢方薬やサプリメントの服用という選択肢もあります。

頻尿や尿もれによく用いられる漢方薬は、「牛車腎気丸《ごしゃじんきがん》」や「八味地黄丸《はちみじおうがん》」です。特に、女性の過活動膀胱や頻尿には牛車腎気丸がよく処方されます。これらの漢方薬は市販もされていますが、漢方薬の効果は体質に左右されることもあるので、やはり医師に相談するほうがよいでしょう。

サプリメントは、薬剤ではなく、体機能のはたらきをサポートするものです。女性の頻尿にはクランベリーがよいとも言われます。興味があれば、試してみてもよいでしょう。ただし、ほかに飲み薬を服用している場合には、「飲み合わせ」の問題がありますので、サプリメントの場合でも、医師や薬剤師に相談してから服用しましょう。

手　術①――重症の場合は「尿道スリング術」

運動療法や薬物療法を続けても改善が見られない場合、あるいは、すでに重症化し、日常生活に支障を来《きた》す場合には、「手術」という手段を選択することも考えます。

「腹圧性尿失禁」の場合、少しの腹圧でも尿道が開いてしまって尿もれが起きるので、手術によって尿道の下にテープを挿入して固定します。

これを「尿道スリング術」と呼び、テープを通す位置の違いで「ＴＶＴ手術」と「ＴＯＴ手術」の２種があります。

いずれも局所麻酔を施して、おおむね20～30分で終了し、入院も３日程度です。

手　術②――骨盤臓器脱は運動療法と手術

「骨盤臓器脱」は、薬剤での治療が難しいのが実情です。自覚症状がほとんどないステージⅠ、股間に違和感を抱くステージⅡの初期頃までは骨盤底筋を鍛える運動などで改善を試みますが、それより重症化すると、手術による対応が多くなります。

手術には膣断端と仙骨子宮靭帯および腹膜を縫い合わせたり、膣壁のゆるんだ部分を縫い縮めたりする従来の方法に加えて、弱った膣壁の代わりに人工メッシュを膣から挿入して臓器脱を修復する「TVM手術」や、腹腔鏡を使って膣内に挿入したメッシュを仙骨前面のしっかりした靭帯に固定する「LSC手術」などがあります。

それぞれに特長や利点はありますが、再発の可能性がまったくないとは言えず、術後の生活でも、強い腹圧をかけない、いきまないなどの配慮が欠かせません。

TVT 手術

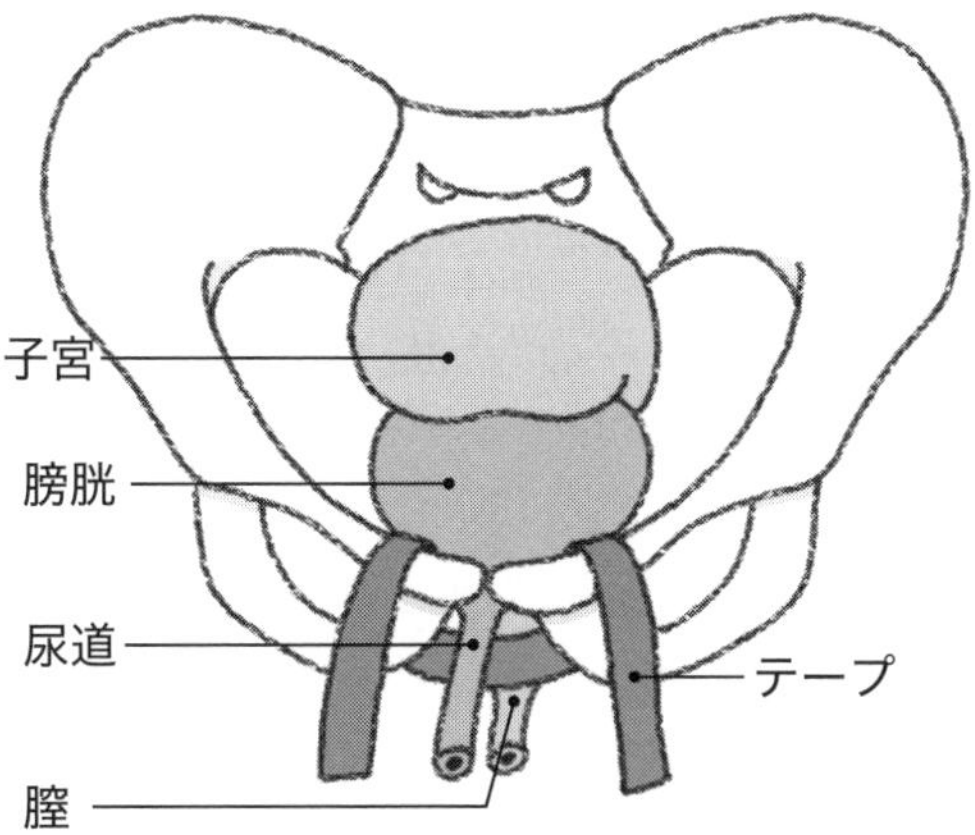
子宮
膀胱
尿道
テープ
膣

TOT 手術

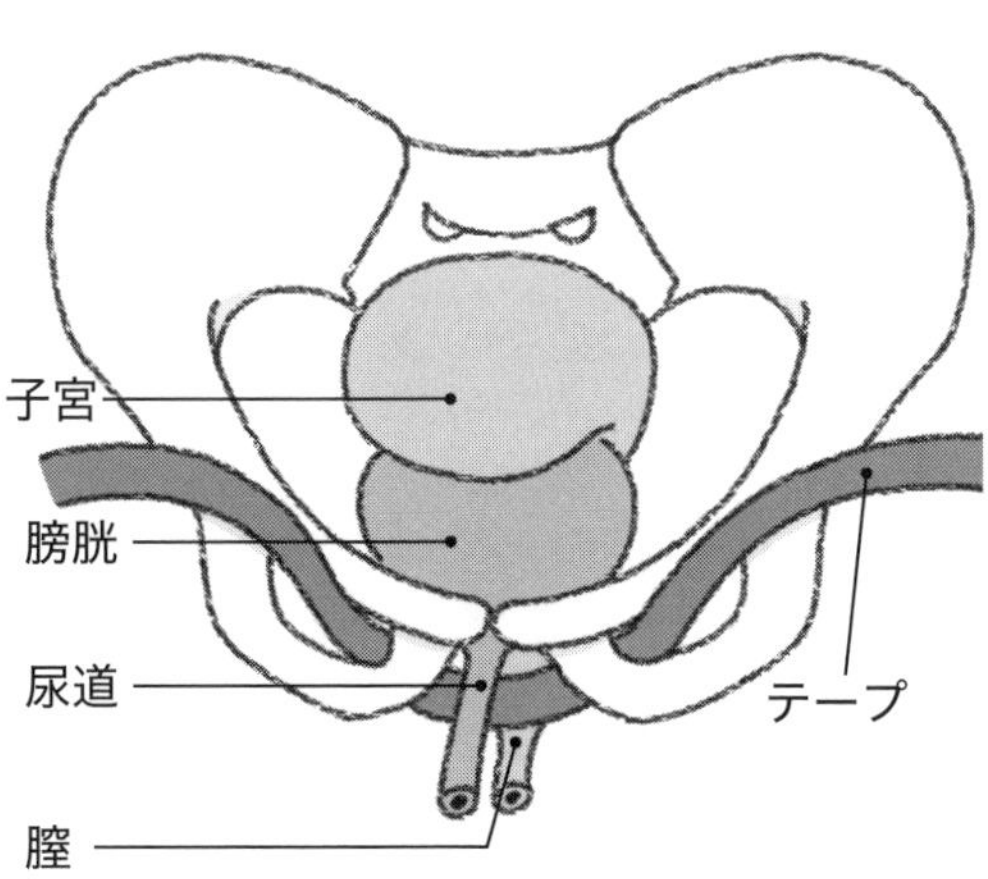
子宮
膀胱
尿道
テープ
膣

「夜尿症」の治療

成人の夜尿症には何らかの病気が合併していることがあります

現時点で明確に解明されているわけではありませんが、成人の「夜尿症」には、自律神経の乱れが関係しているのではないかと考えられています。強いストレスを感じることで、急に発症することもあります。

生活リズムを整えたり休養を取ったりしても改善が見られない場合には、恥ずかしがらずに医療機関を訪ねてください。

また、10代後半から成人にかけての夜尿症には、何らかの病気が関係していることも多くあるため、夜尿症の治療に入る前に、必ずそれらの検査も行ないます。

夜尿症を引き起こす病気として代表的なものは、「糖尿病や甲状腺《こうじょうせん》機能《きのう》亢進症《こうしんしょう》（バセドウ病）」「過活動膀胱や排尿機能障害」「睡眠障害（睡眠不足・概日《がいじつ》リズム障害）」「睡眠時無呼吸症候群」の４つが主に考えられます。

薬物療法と並行して「アラーム療法」を行ないます

夜間の尿量が多い場合には、それを抑えるホルモン製剤が、膀胱が小さい場合には抗コリン薬が、多くの場合に処方されます。「夜尿症」は「夜間頻尿」とは違い、尿意があったとしても、目覚めることなく排尿してしまうものです。

そのため、薬物療法と並行して「アラーム療法」が行なわれます。「アラーム療法」とは、パンツやオムツにクリップセンサーを取りつけ、夜尿を感知したらアラームが鳴るというものです。この方法を繰り返しているうちに、尿意を感じたら起きられるようになるだけでなく、膀胱にしっかりと尿を溜められるようになるとされています。

「睡眠障害」が疑われる場合には、自宅で睡眠中の脳波が測定できる「スリープスコープ」が貸与され、睡眠の状態をチェックする方法をとることもあります。

「睡眠時無呼吸症候群」と診断された場合には、睡眠時にマスクを装着し、気道がふさがらないようにする「ＣＰＡＰ療法」が行なわれます。

一般に、成人の夜尿症の治癒には、ある程度の時間が必要とされているので、信頼のおける医師や家族との「二人三脚」で、あせらずに治療していくのがよいでしょう。

「心因性頻尿」の治療

心気神経症（ヒポコンドリー）の一種とも考えられています

「過活動膀胱」の治療を適切に受けているにもかかわらず、確かな効果が見られないという場合には、「心因性頻尿」が疑われます。

心因性頻尿の場合、日中は頻繁にトイレに行くのに、いったん眠ってしまえば、その間は一度も起きないか、起きても1回程度で、そのときの尿量が通常の量であることが特徴です。また、トイレには何度も行くが、「尿失禁」がないことも、特徴のひとつです。膀胱の機能には異常がないのに、「尿意を感じている」と本人が思い込んだり、トイレに行けない状況になるとかえって尿意を感じてしまったりするわけです。

「胃が少し痛い」というとき、「自分は胃がんなのではないか」と気に病んで何も手につかなくなるような、自分の体に関する過度の思い悩みを「心気神経症（ヒポコンドリー）」と言いますが、心因性頻尿も、その一つではないかと考えられています。

膀胱や尿道、腎臓などの機能に異常がないかを確かめます

心因性頻尿と診断するには、「過活動膀胱」や「膀胱炎」「糖尿病」など、体の機能に異常がないことを確かめてからとなります。

そのうえで、まずは「尿意の原因」が自分自身の精神的なものだと自覚することから始めます。膀胱には問題がないことを説明するとともに、背景には「頻繁にトイレに行くことは恥ずかしいこと。悪いこと」という思い込みや、「もらしてしまったら恥ずかしい」という切迫感情があることが多いので、それらを取り除くとともに、不安障害についてのカウンセリングが施されることもあります。

成人の場合には、この方法だけでは症状を改善することが難しいこともあり、そうしたときは、抗不安薬や入眠剤を処方するなどの薬物治療も実施されます。

抗不安薬には副作用や依存性が認められるものもあるので、心療内科医や精神科医の指導のもとで治療を進めることが大切です。

「膀胱トレーニング」と並行して治療を行ない、「きちんとガマンができる」という自信が持てるようになると、徐々に改善が見られるようになるでしょう。

おわりに

本書をお読みいただき、「骨盤バウンド体操」には、もう挑戦していただけたでしょうか？

この体操は、「骨盤底筋」の効率的な強化が簡単に実現できるだけでなく、リズミカルに体を動かすことで、楽しい気持ちにもなれるエクササイズです。

少しずつで結構ですので、日常生活の中で習慣化していただければ、うれしい限りです。

本文でも説明しましたが、尿トラブルの改善において、いちばんに優先していただきたいのは、みなさんご自身の「ＱＯＬ（生活の質）」です。

トイレのことが気になって、やりたいことをあきらめたり、家に閉じこもりがちになったりしては、心身が衰えるスピードが倍加していきます。

近年、「ロコモティブ・シンドローム」「フレイル」といった言葉がよく聞かれるようになりましたが、いずれも日常生活を健康的に過ごしていれば、誰でも遠ざけることができるものです。

「骨盤バウンド体操」の実践とともに、医療機関や尿もれパッド、パンツなどの「お助けグッズ」などを上手に利用しながら、健やかで前向きな毎日を送りましょう。

それが、みなさんの「健康寿命」をさらに延ばしていく、ひとつの秘訣《ひけつ》だと、私は考えています。

武田淳也

【著者紹介】
武田淳也（たけだ・じゅんや）

医師（MD）、米国国家認定ピラティス教師（NCPT）。医療法人明和会 整形外科 スポーツ・栄養クリニック®（福岡・代官山）理事長、Pilates Lab®（福岡・代官山・青山Reserve）代表、ビヨンドリハビリ福岡スタジオ／福岡ロボケアセンター代表、Motor Control：ビヨンド・ピラティス®代表・ファウンダー、日本ピラティス協会®・研究会会長。島根県出身。1993年福岡大学医学部卒。日本整形外科学会認定専門医・スポーツ医・運動器リハビリテーション医・脊椎脊髄病医・リウマチ医、日本スポーツ協会公認スポーツドクター、日本リハビリテーション医学会認定臨床医、日本骨粗鬆学会認定医、日本抗加齢医学会専門医。骨盤底筋トレーニングPfilates™、CoreAlign®、Bodhi Suspention System®を日本国内へ初導入し、自らマスタートレーナー兼コーディネーターを務める。専門は整形外科、スポーツ医学、運動器抗加齢医学。Pilatesとの出合いは1999年セントフランスメモリアル病院スポーツ医学センターで。2005年ポールスターピラティス®（マイアミ）より認定Comprehensive指導者を日本人初、認定リハビリテーション指導者をアジア人初で取得し、日本国内で初めて医療にPilatesを取り入れる。2010年から、日本人初のComprehensive Educatorとして活躍。その後、スポーツドクター、ピラティス指導者、Educatorとして長年の経験から感じた日本におけるピラティス指導者養成の課題を克服すべく「Motor Control：Beyond Pilates®（MCBP）」を立ち上げ、2022年、日本発の国際的なピラティス教師養成プログラムとして、その質の高さから、最新の国際基準ITTAPを満たす日本第1号のプログラムとして承認される。2010年に考案した「カラダ取説®」プログラム（徳間書店より『ピラティスのメソッドで美しく疲れも痛みもない体になれる！【新装改訂版】カラダ取説』2022年刊行）の普及をライフワークとする。日本カラダ取説協会会長、日本経済大学健康スポーツ経営学科客員教授、日本抗加齢医学会評議員、運動器抗加齢医学研究会世話人も務める。翻訳監修・編著書にピラティスのバイブル『リターン・トゥー・ライフ・スルー・コントロロジー　ピラティスで、本来のあなたを取り戻す！』（現代書林）、監訳書に『ダンス解剖学』（ベースボール・マガジン社）、著書に『尿トラブルが自分でこっそり治せる！米国の専門医式最新エクササイズ ピフィラティス』（わかさ出版）などがある。

医師にも薬にも頼らない！
尿もれ・頻尿を自分で改善！ 1日5分「骨盤バウンド体操」

2022年7月13日　第1版第1刷発行
2024年8月19日　第1版第3刷発行

著　者　武田淳也
発行者　村上雅基
発行所　株式会社PHP研究所
京都本部　〒601-8411　京都市南区西九条北ノ内町 11
〔内容のお問い合わせは〕暮らしデザイン出版部 ☎ 075-681-8732
〔購入のお問い合わせは〕普　及　グ　ル　ー　プ ☎ 075-681-8818
印刷所　TOPPAN株式会社

ISBN978-4-569-85278-2